核医学护士
工作手册

（第2版）

主　编　李亚明　王　辉
副主编　张凯秀　许　斌　马　婷
编　者（按姓氏笔画排序）

马　婷　中国医科大学附属第一医院
王　辉　上海交通大学医学院附属新华医院
王婷珏　浙江大学医学院附属邵逸夫医院
许　斌　北京医院
李　颖　北京中医药大学东直门医院
李亚明　中国医科大学附属第一医院
杨素云　山西医科大学第一医院
肖　帅　吉林大学中日联谊医院
张文艳　河北省人民医院
张凯秀　内蒙古医科大学附属医院
张福芝　首都医科大学附属北京胸科医院
范素云　上海市第十人民医院
宗　书　中国人民解放军空军军医大学
　　　　第一附属医院（西京医院）
胡凤琼　重庆医科大学附属第一医院
骆春柳　暨南大学附属第一医院
贾启英　郑州大学第一附属医院
钱玉梅　天津医科大学总医院
曹玉兰　安徽医科大学第一附属医院
鲍海琴　上海交通大学医学院附属仁济医院
魏继宏　厦门大学附属第一医院

人民卫生出版社
·北京·

图书在版编目（CIP）数据

核医学护士工作手册 / 李亚明，王辉主编．—2 版
．—北京：人民卫生出版社，2022.9
ISBN 978-7-117-33455-6

Ⅰ．①核…　Ⅱ．①李…②王…　Ⅲ．①核医学—护理
—手册　Ⅳ．①R473-62

中国版本图书馆 CIP 数据核字（2022）第 151255 号

| 人卫智网 | www.ipmph.com | 医学教育、学术、考试、健康，购书智慧智能综合服务平台 |
| 人卫官网 | www.pmph.com | 人卫官方资讯发布平台 |

核医学护士工作手册
Heyixue Hushi Gongzuo Shouce
第 2 版

主　　编：李亚明　王　辉
出版发行：人民卫生出版社（中继线 010-59780011）
地　　址：北京市朝阳区潘家园南里 19 号
邮　　编：100021
E - mail：pmph @ pmph.com
购书热线：010-59787592　010-59787584　010-65264830
印　　刷：廊坊一二〇六印刷厂
经　　销：新华书店
开　　本：850×1168　1/32　印张：3.5　插页：2
字　　数：95 千字
版　　次：2015 年 9 月第 1 版　2022 年 9 月第 2 版
印　　次：2022 年 10 月第 1 次印刷
标准书号：ISBN 978-7-117-33455-6
定　　价：35.00 元

打击盗版举报电话：**010-59787491**　E-mail：**WQ @ pmph.com**
质量问题联系电话：**010-59787234**　E-mail：**zhiliang @ pmph.com**
数字融合服务电话：**4001118166**　E-mail：**zengzhi @ pmph.com**

主编简介

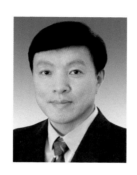

　　李亚明　二级教授、主任医师、博士研究生导师，中国医科大学附属第一医院核医学科主任，中国医科大学影像医学与核医学学科带头人，享受国务院政府特殊津贴专家。学术兼职：中华医学会核医学分会第十一届委员会前任主任委员，中国核学会核医学分会理事长，国家卫生健康标准委员会放射卫生标准专业委员会（放射卫生防护组）委员；东亚核医学联合会主席，美国核医学院（ACNM）荣誉 Fellow，英国爱丁堡皇家医师学院（FRCPE）Fellow；《中华核医学与分子影像杂志》总编辑，*Clinical Nuclear Medicine*（中文版）荣誉总编辑。

　　荣获"国之名医·卓越建树"称号，辽宁省名医，辽宁省普通高等学校本科教学名师，辽宁省优秀教师，辽宁省优秀科技工作者，辽宁省"我最喜爱的健康卫士"；主编"十一五""十二五"普通高等教育本科国家级规划教材《核医学教程》；主持国家自然基金、教育部博士点基金、教育部归国留学基金、省市基金等科学研究课题多项；获辽宁省政府科技进步奖二等奖、辽宁省自然科学学术成果奖一等奖等多项奖励。

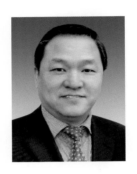

王　辉　主任医师、博士研究生导师，上海交通大学医学院附属新华医院核医学科主任。学术兼职：中华医学会核医学分会副主任委员，上海市医学会核医学专科分会荣誉主任委员，《中华核医学与分子影像杂志》副总编辑。

从事核医学医疗和科研工作 30 余年，主要研究核素肿瘤的影像诊断和治疗、核素标记新型分子探针，特别是在儿童肿瘤 PET/CT 和 ^{131}I 治疗甲状腺癌的基础与临床研究上有较深造诣。1998 年入选上海市卫生系统"百人计划"，曾获得上海市卫生局特殊贡献奖、上海市医学科技进步奖；目前承担国家自然科学基金项目、上海市科学技术委员会课题和上海市卫生健康委员会重大课题等。

前言（第2版）

2022年是实施"十四五"规划的关键之年，也是我国核医学步入第二个甲子的第一个五年。《医用同位素中长期发展规划（2021—2035年）》为核医学的发展建设制定了宏伟蓝图，规划到2035年实现"一县一核医学科"，我国核医学发展和建设迎来了快速发展时期。

核医学护理队伍是核医学专业技术人员队伍中的重要组成部分之一，护理工作内容和质量是核医学临床诊疗工作安全、有效开展的重要保证。中华医学会核医学分会第十届委员会首次在全国层面建立护理工作委员会，汇集全国优秀护理专家和学者，在护理队伍人才培养、学术交流、诊疗规范和质量控制与管理等方面做了大量卓有成效的工作。编撰核医学护士工作手册即是有关工作的体现。

2015年出版发行的《核医学护士工作手册（第1版）》备受广大护理同道的肯定和喜爱。时隔7年，再次由国内核医学专家，尤其是多位专业理论和临床经验丰富的护理专家编写了《核医学护士工作手册（第2版）》。全书主要由两个板块组成，即核素影像诊断和核素治疗。在核素影像诊断中，介绍了操作总则，并涵盖了单光子和正电子显像的24个操作规程；在核素治疗中，介绍了操作总则，并详述了操作规程、护理常规、护理宣教的15项内容。本书在附录中特别撰写了放射性药物过敏反应应急预案、放射性药物使用管理等重要的专业知识和专业管理等11项内容。本书为广大核医学护理工作者及从事相关工作人员提供了难得的学习和工作指导，对系统掌握核医学护理有关临床知识和要求颇有帮助。

鉴于本书编者的知识水平、临床经验有限，难免有编写上的不足，敬请读者批评与指正，以便我们及时更正，并在以后的编写中避免。

尽管本书称为"核医学护士工作手册"，但并不意味着书中提到的内容就一定是要由护士进行的工作，也不意味着护士仅从事这些工作。

李亚明　王　辉
2022年3月

■ 前言（第1版）

目前全国从事核医学专业的护理人员约 3 000 人，在核医学临床工作中发挥着重要的作用。在基本护理知识和技能的基础上如何系统地掌握核医学诊疗工作护理知识、特点，对我国核医学护理队伍建设十分重要。编撰一本系统介绍核医学相关工作和特点的书籍，以助于建立有效的工作管理和监督评价体系是提高核医学护理队伍工作能力和水平的迫切需要。

由国内多位核医学专家和颇有造诣的核医学护士长撰写的《核医学护士工作手册》全面介绍了核医学诊断和治疗工作中护理工作的基本知识、技术和要求，并推荐了相关工作的管理和评价考核体系，为广大核医学护理工作者及从事相关工作人员提供了一本难得的工作和学习书籍，为核医学科护士长提高管理水平提供了很好的参考。

2015 年是核医学走进中国临床 57 周年。为加强护理队伍的建设，中华医学会核医学分会第十届全国委员会成立了"护理工作委员会"，中华医学会核医学分会主任委员亲自担任委员会的主任委员，彰显了学会对这项工作的关注和重视。

鉴于本书编写作者的知识水平、临床经验和工作能力有限，难免会在编写内容上有不足之处，请读者及时批评指正。

本书尽管称为"核医学护士工作手册"，但并不意味着书中提到的内容就一定是要由护士进行的工作，也不意味着护士仅从事这些工作。

李亚明

2015 年 6 月于沈阳

■ 目　录

核素影像诊断

核 素 治 疗

附　录

核素影像诊断

操作总则

一、持证上岗

1. 经专业培训后，持《辐射安全与防护培训合格证》《放射工作人员证》上岗。定期参加培训和复训。

2. 佩戴个人剂量检测仪，建立健康档案，定期进行职业健康体检。

3. 熟知与掌握应急预案和核医学常见急救措施及方法。

二、放射性核素收取、保管、使用制度

1. 放射性核素应指定专人收取和保管，到货后迅速取回妥善保存，放置于专用放射性源库（高活室）内，严格执行双人双锁，防止丢失。

2. 标记用配套药盒等应指定专人领取和保管，到货后迅速取回妥善保存、及时登记，使用前、后均有专人记录，双人双锁，防止丢失和变性。要有专人负责登记放射性药品，内容包括到货日期、生产厂家、生产日期、批号、总活度及转入库房时间等。

3. 使用时将放射性核素移至分装台内，进行必要的铅砖等封skład 铅砖等封存，贴上标签，注明放射性核素种类、放射性活度及有效期；出厂说明书应妥善保存，以备查对。

4. 核素发生器按规定步骤和要求安装，经质量检测程序，符合使用要求后，方可使用。

5. 放射性核素到货后，应及时通知患者进行检查及治疗，以减少衰变浪费。

6. 放射性空容器应按规定在固定地点集中存放，按规定退回生产厂家并留存记录。

三、操作前准备

1. 操作环境整洁、无杂物,符合无菌操作要求,严格按照国家电离辐射防护与辐射源安全基本标准执行。

2. 检查前,患者或家属须签署检查知情同意书。

3. 工作开始前和结束后用表面沾污检测仪对体表、工作服、工作台面等进行放射性污染监测,并做好记录。

四、查对

1. 接到申请单做到"三查"

(1)申请单填写是否符合规范。

(2)临床诊断和检查目的是否清楚。

(3)是否缴费。

2. 淋洗、标记放射性药物做到"三查"

(1)淋洗前,核对发生器标签是否正确,以及是否在有效期内。淋洗液是否在有效期内,对光检查有无浑浊、沉淀及絮状物,瓶盖有无松动,瓶身有无裂痕。淋洗完毕插孔再插入新负压瓶,以防止污染。

(2)标记前,核对所标药盒是否与显像项目相符。

(3)标记前,核对总活度,并计算出所需活度的注射体积(尽量做到一次抽取完成,避免反复抽取)。

3. 分装放射性药物时做到"三查"

(1)分装前,核对小铅罐外标签与罐内药瓶及检查项目是否一致。

(2)分装后,经两人核对活度无误后,放入贴有相符标签的四方铅盒中。

(3)分装完毕后,再次核对铅罐内药瓶名称与四方铅盒标签是否相符,确定无误后,揭盖将铅罐内药瓶倒入铅垃圾桶内(请勿徒手拿取)。

4. 注射放射性药物时做到"三查"

(1)注射放射性药物前,核查患者基本信息(姓名、性别、年龄)、检查目的、是否签署知情同意书。

（2）取出注射器时，核查四方铅盒外标签是否相符（四方铅盒开口朝向操作者对面，揭开45°角长柄镊夹取）。

（3）注射后，再次核查标签，注射器投入铅垃圾桶内，盖好桶盖。

五、操作要点

1. 配套药盒进行放射性药物标记后，须进行标记率检测，若发现图像效果欠佳，随时进行标记率检测并记录。

2. 严格无菌操作（见无菌操作原则），在进行淋洗、标记、分装前，对放射性药物分装橱进行消毒处理。

3. 静脉穿刺时，手臂下操作区域放置吸水纸，以减少放射性污染的可能和发生污染时便于处理。

4. 严格遵守放射性辐射防护原则，在进行淋洗、标记及分装前，穿防静电服、铅衣，佩戴便携式剂量仪、铅帽、铅围脖、双层手套。

5. 铅衣要平整悬挂，严禁折叠。

6. 注射前，要测定针筒内放射性药物的放射性活度。正电子药物注射后，还需检测放射性残余活度，确认放射性活度并做好记录。

7. 完成放射性操作后，将注射器及其他接触放射性的废物投入铅垃圾筒内，注意垃圾的分类处理以保证放射性垃圾减容。放射性比活度降低到 $7.4 \times 10^4 Bq/kg$ 以下后，即可作为非放射性废物处理，集中送交区域废物库最终处置。

8. 使用钼-锝发生器后，应及时移至废源库，等待10个半衰期后厂家回收。

9. 高活室每月进行1次空气细菌培养，记录存档备查。

10. 高活室内冰箱每日进行质控。监测温湿度、外观及应用情况并记录，确保药盒质量在控。

11. 每日进行放射性操作所接受辐射剂量个人记录并存档。

单光子显像

1　甲状腺静态显像操作规程

【目的】

显示甲状腺位置、大小、形态及其放射性分布状况,用于诊断和鉴别诊断某些甲状腺疾病。

【准备】

(1)护士:仪表符合要求,衣帽整洁、洗手、戴口罩、穿隔离衣,戴套袖、佩戴防护设备、戴双层手套。

(2)患者:核对患者基本信息,确认检查方法。告知患者在检查前可正常进食。

(3)环境:通风整洁,操作环境无杂物。

(4)物品:防护用品,1ml、10ml注射器,淋洗液,放射性防护针筒,一次性塑料手套,一次性橡胶手套,胶布,吸水纸,止血带,无菌棉签,放射防护垃圾桶,治疗盘,聚维酮碘溶液。

【评估】

评估患者的年龄、病情、意识状态及营养状况,心理状态及配合程度、穿刺部位的皮肤,血管状况及肢体活动度等。

【操作程序】

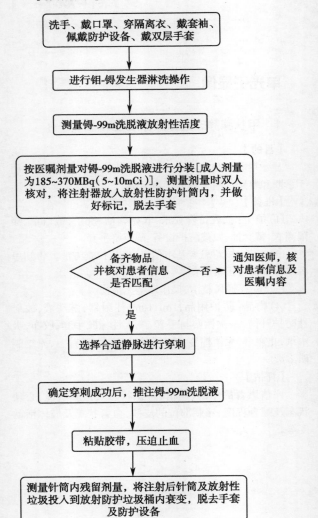

洗手、戴口罩、穿隔离衣、戴套袖、
佩戴防护设备、戴双层手套

↓

进行钼-锝发生器淋洗操作

↓

测量锝-99m洗脱液放射性活度

↓

按医嘱剂量对锝-99m洗脱液进行分装［成人剂量
为185~370MBq（5~10mCi）］，测量剂量时双人
核对，将注射器放入放射性防护针筒内，并做
好标记，脱去手套

↓

备齐物品
并核对患者信息　——否——→　通知医师，核
是否匹配　　　　　　　　　　对患者信息及
　　　　　　　　　　　　　　医嘱内容

↓是

选择合适静脉进行穿刺

↓

确定穿刺成功后，推注锝-99m洗脱液

↓

粘贴胶带，压迫止血

↓

测量针筒内残留剂量，将注射后针筒及放射性
垃圾投入到放射防护垃圾桶内衰变，脱去手套
及防护设备

【注意事项】

长期服用甲状腺激素、碘制剂或食用含碘食物,近期(3~4 周)用过含碘 X 线造影剂等,可影响甲状腺对 $^{99m}TcO_4^-$ 的摄取。

2　骨显像操作规程

【目的】

能够灵敏地反映骨骼的血流供应和代谢情况,较为清晰地显示骨骼形态,在骨骼疾病早期有异常表现。

【准备】

(1)护士:仪表符合要求,衣帽整洁、洗手、戴口罩、穿隔离衣、戴套袖、佩戴防护装备、戴双层手套。

(2)患者:核对患者基本信息,确认检查方法。告知患者在检查前可正常进食,注射后 2 小时需饮水 500~1 000ml,检查前排空膀胱。

(3)环境:通风整洁,操作环境无杂物。

(4)物品:注射用亚甲基二膦酸盐(methylene diphosphonic acid,MDP),防护设备,1ml、10ml 注射器,淋洗液,放射性防护针筒,一次性塑料手套,一次性橡胶手套,胶布,吸水纸,止血带,无菌棉签,放射性垃圾桶,治疗盘,聚维酮碘溶液。

【评估】

评估患者的年龄、病情、意识状态及营养状况,心理状态及配合程度,穿刺部位的皮肤、血管状况及肢体活动度等。

【操作程序】

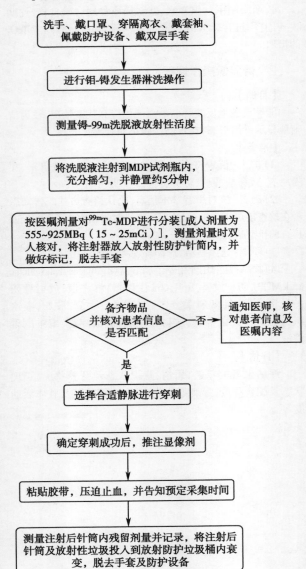

洗手、戴口罩、穿隔离衣、戴套袖、
佩戴防护设备、戴双层手套

↓

进行钼-锝发生器淋洗操作

↓

测量锝-99m洗脱液放射性活度

↓

将洗脱液注射到MDP试剂瓶内，
充分摇匀，并静置约5分钟

↓

按医嘱剂量对^{99m}Tc-MDP进行分装［成人剂量为
555~925MBq（15~25mCi）］，测量剂量时双
人核对，将注射器放入放射性防护针筒内，并
做好标记，脱去手套

↓

备齐物品
并核对患者信息   —否→   通知医师，核
是否匹配   对患者信息及
                            医嘱内容

↓是

选择合适静脉进行穿刺

↓

确定穿刺成功后，推注显像剂

↓

粘贴胶带，压迫止血，并告知预定采集时间

↓

测量注射后针筒内残留剂量并记录，将注射后
针筒及放射性垃圾投入到放射防护垃圾桶内衰
变，脱去手套及防护设备

【注意事项】

（1）MDP 冻干品试剂易被氧化，应小心标记，避免空气进入试剂瓶。

（2）注射后 2 小时内足量饮水。

（3）检查前排空膀胱，避免尿液、显像剂对患者体表的污染，如已污染，须先清除再行显像。

（4）去除体表金属物品。

（5）近期使用钡剂的患者，须待钡剂排出后再行显像。

（6）检查过程中，患者保持体位固定，呼吸平稳。

（7）因疼痛不能保持显像体位者，可先注射镇痛药。

3　肾动态显像操作规程

【目的】

获得双肾血流灌注状况、肾脏形态和功能、上尿路通畅情况以及排尿过程中尿路功能等多方面资料。

【准备】

（1）护士：仪表符合要求，衣帽整洁、洗手、戴口罩、穿隔离衣，戴套袖、佩戴防护装备、戴双层手套。

（2）患者：核对患者基本信息，确认显像方法。告知患者在检查前可正常进食，需在显像前 30~60 分钟饮水 300~500ml，显像前排空膀胱。

（3）环境：通风整洁，操作环境无杂物。

（4）物品：注射用亚锡喷替酸（diethylenetriaminepentaacetic acid，DTPA），防护设备，1ml、10ml 注射器，淋洗液，放射性防护针筒，一次性塑料手套，一次性橡胶手套，胶布，吸水纸，止血带，无菌棉签，放射防护垃圾桶，治疗盘，聚维酮碘溶液。

【评估】

评估患者的年龄、病情、意识状态及营养状况，心理状态及配合程度，穿刺部位的皮肤、血管状况及肢体活动度等。

【操作程序】

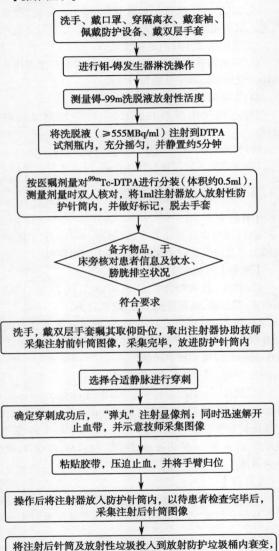

洗手、戴口罩、穿隔离衣、戴套袖、佩戴防护设备、戴双层手套

进行钼-锝发生器淋洗操作

测量锝-99m洗脱液放射性活度

将洗脱液（≥555MBq/ml）注射到DTPA试剂瓶内，充分摇匀，并静置约5分钟

按医嘱剂量对^{99m}Tc-DTPA进行分装（体积约0.5ml），测量剂量时双人核对，将1ml注射器放入放射性防护针筒内，并做好标记，脱去手套

备齐物品，于床旁核对患者信息及饮水、膀胱排空状况

符合要求

洗手，戴双层手套嘱其取仰卧位，取出注射器协助技师采集注射前针筒图像，采集完毕，放进防护针筒内

选择合适静脉进行穿刺

确定穿刺成功后，"弹丸"注射显像剂；同时迅速解开止血带，并示意技师采集图像

粘贴胶带，压迫止血，并将手臂归位

操作后将注射器放入防护针筒内，以待患者检查完毕后，采集注射后针筒图像

将注射后针筒及放射性垃圾投入到放射防护垃圾桶内衰变，脱去手套及防护设备

【注意事项】

(1)在 $^{99m}TcO_4^-$ 注入注射用亚锡喷替酸瓶的配制过程中,如发现溶液浑浊或变色,应停止使用。

(2) ^{99m}Tc-DTPA 在使用前须进行放化纯测定,不低于90%。

(3)检查过程中,患者体位不变,呼吸平稳。

(4)近日内未进行静脉肾盂造影。

(5)评估患者血管情况,确保穿刺及弹丸注射成功。

4　唾液腺动态显像操作规程

【目的】

静脉注射显像剂,进行唾液腺检查,可以观察唾液腺的位置、形态、显像剂分布和功能(摄取功能、分泌功能和导管通畅情况)。

【准备】

(1)护士:仪表符合要求,衣帽整洁、洗手、戴口罩、穿隔离衣、戴套袖、佩戴防护装备、戴双层手套。

(2)患者:核对患者基本信息,确认显像方法。

(3)环境:通风整洁,操作环境无杂物。

(4)物品:防护设备,1ml 注射器,放射性防护针筒,一次性塑料手套,一次性橡胶手套,胶布,吸水纸,止血带,无菌棉签,放射防护垃圾桶,治疗盘,聚维酮碘溶液和维生素C 含片。

【评估】

评估患者的年龄、病情、意识状态及营养状况,心理状态及配合程度,穿刺部位的皮肤、血管状况及肢体活动度等。

【操作程序】

洗手、戴口罩、穿隔离衣、戴套袖、佩戴防护设备、戴双层手套

↓

进行钼-锝发生器淋洗操作

↓

测量锝-99m洗脱液放射性活度

↓

按医嘱剂量对洗脱液进行分装（体积约0.5ml），测量剂量时双人核对，将1ml注射器放入放射性防护针筒内，并做好标记，脱去手套

↓

备齐物品，于床旁核对患者信息

符合要求 ↓

洗手，戴双层手套嘱其取仰卧位，取出注射器协助技师采集注射前针筒图像，采集完毕，放进防护针筒内

↓

选择合适静脉进行穿刺

↓

确定穿刺成功后，"弹丸"注射显像剂；同时迅速解开止血带，并示意技师采集图像

↓

粘贴胶带，压迫止血，并将手臂归位

↓

操作后将注射器放入防护针筒内，以待患者检查完毕后，采集注射后针筒图像

↓

将注射后针筒及放射性垃圾投入到放射防护垃圾桶内衰变，脱去手套及防护设备

【注意事项】

(1)检查前48小时勿服用过氯酸盐，不要咀嚼口香糖

或其他影响唾液腺功能的物质。

（2）腮腺造影可影响唾液腺摄取 $^{99m}TcO_4^-$ 的能力，故应在造影之前或造影 1 周后进行本项检查。

（3）检查过程中，患者头部体位固定。

（4）给患者含入维生素 C 后，嘱患者避免唾液外溢，以免污染探头。

5　心肌灌注显像操作规程

负荷心肌灌注显像操作规程

【目的】

负荷心肌灌注是通过药物或运动的作用，增加心脏负荷，观察负荷前、后心肌血流灌注的改变，心血池显像过程中心功能的改变，判断冠状动脉储备能力或心功能的储备，为临床提供药物或运动负荷条件下的心肌血流灌注情况及冠脉储备功能评估。

【准备】

（1）护士：仪表符合要求，衣帽整洁、洗手、戴口罩、穿隔离衣，戴套袖、佩戴防护装备、戴双层手套。

（2）患者：核对患者基本信息，确认检查方法。了解检查目的、方法及可能出现的风险和意外，并在知情同意书上签字。运动负荷试验以空腹为宜，检查前停服 β 受体阻滞剂、钙通道阻滞剂及硝酸酯类等血管活性药 48 小时，准备脂餐；药物负荷试验者空腹并停服氨茶碱类、β 受体阻滞剂，忌饮含咖啡类饮料 48 小时及硝酸盐类制剂 12~24 小时。

（3）环境：保持环境整洁，操作间及注射室无杂物。

（4）物品：注射用甲氧异腈（methoxyisobutylisonitrile，MIBI），防护设备，1ml、10ml、50ml 注射器，淋洗液，放射性防护针筒，一次性塑料手套，一次性橡胶手套，胶布，吸水纸，止血带，无菌棉签，放射防护垃圾桶，治疗盘，聚维酮碘溶液和必备的抢救药品。

【评估】

评估患者病情、意识状态及营养状况，心理状态及配合程度，穿刺部位的皮肤、血管状况及肢体活动度等。

【操作程序】

洗手、戴口罩、穿隔离衣、戴套袖、
佩戴防护设备、戴双层手套

进行钼-锝发生器淋洗操作

测量锝-99m洗脱液放射性活度

取MIBI一瓶，将淋洗获得的洗脱液依照370~3 700MBq
（10~100mCi）放射性活度、体积小于4ml加入瓶中，充分
摇匀，立即直立沸水浴5~15分钟，取出放至室温，置
于铅瓶中备用并记录标记时间

用注射器抽取^{99m}Tc-MIBI，成人剂量为740~925MBq（20~
25mCi），儿童酌减。测量剂量时双人核对，将注射器放入
放射性防护针筒内，并做好标记，脱去手套

运动法：常规进行
静脉穿刺前准备，
提前连接心电监护
仪、缠好血压计袖
带并根据患者身高
调节好踏车

药物法：常规进行静脉穿刺前准备并开
放两条静脉通道，提前连接心电监护仪、
缠好血压计袖带并根据患者体重利用输
液泵（0.14mg/min）静脉输注腺苷或三磷
酸腺苷二钠（ATP）共计6分钟；静脉输注
腺苷或ATP 3分钟末时，由另一个静脉通
道注射^{99m}Tc-MIBI

洗手，戴双层手套选取
合适静脉建立静脉通道

继续静脉输注腺苷或
ATP 3分钟后，0.9%氯
化钠溶液冲管5分钟，
拔除静脉通道，将穿
刺部位用胶布粘紧，留
存电极片直至扫描结束

患者通过运动达到次极量心率，遵
医嘱快速静脉注射^{99m}Tc-MIBI，继
续静脉滴注0.9%氯化钠溶液，直
至确认患者安全、无不适，生命体
征平稳后，拔除静脉通道，将穿
刺部位用胶布无菌敷料覆盖粘紧

取下血压计袖带，协助患者下踏
车。留存电极片直至扫描结束

嘱患者15~30分钟后进食脂餐，等待显像

将注射后针筒及放射性垃圾投入到放射防护垃圾桶内
衰变，脱去手套及防护设备

【注意事项】

（1）检查前，患者须停服有关药物。有哮喘病史患者严禁药物负荷心肌灌注试验。

（2）在进行运动和药物负荷试验时，密切观察患者病情变化。备好急救药品及设备，除颤仪处于备用状态。

（3）腺苷的不良反应以胸痛最常见，其他尚有头痛、面部潮红、上腹潮红、上腹部不适等，一般于减慢滴注速度或停止滴注腺苷 1~2 分钟后自行缓解。

（4）MIBI 若变色、潮解，不得使用。

（5）$^{99m}TcO_4^-$ 加入 MIBI 冻干品药剂瓶后要立即直立沸水浴，水溶液面要高于瓶内液面而低于瓶颈。

（6）^{99m}Tc-MIBI 注射液标记率低于 90% 不得使用，标记后 6 小时内有效。

（7）保证放射性活度基础上，体积控制在 2ml 以内。

（8）^{99m}Tc-MIBI 注射给药后，有一过性异腈臭味伴口苦，偶有面部潮红，均自行消退。

（9）注射 ^{99m}Tc-MIBI 后 60~90 分钟内显像。

静息心肌灌注显像操作规程

【目的】

利用正常心肌细胞具有摄取某些显像剂的功能，且其摄取量与心肌血流量呈正相关，缺血或坏死心肌的摄取功能减低或丧失，与正常心肌存在显著差异，用以诊断和鉴别缺血心肌或梗死心肌，以此来评估心肌灌注情况。

【准备】

（1）护士：仪表符合要求，衣帽整洁、洗手、戴口罩、穿隔离衣、戴套袖、佩戴防护装备、戴双层手套。

（2）患者：核对患者基本信息，确认检查方法。了解检查目的、方法及可能出现的风险，家属签订知情同意书。

（3）环境：保持环境整洁，操作间及注射室无杂物。

（4）物品：注射用甲氧异腈（MIBI），防护设备，1ml、10ml注射器，淋洗液，放射性防护针筒和必备的抢救药品。一次性塑料手套，一次性橡胶手套，胶布，吸水纸，止血带，无菌棉签，放射防护垃圾桶，治疗盘，聚维酮碘溶液和必备的抢救药品。

【评估】

评估患者病情、意识状态及营养状况,心理状态及配合程度,穿刺部位的皮肤、血管状况及肢体活动度等。

【操作程序】

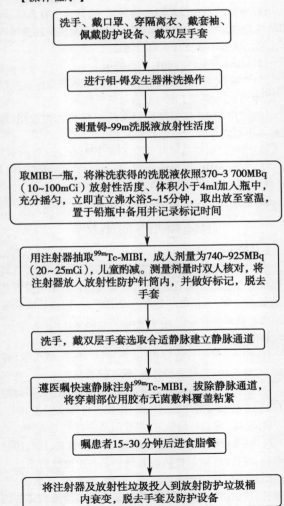

洗手、戴口罩、穿隔离衣、戴套袖、佩戴防护设备、戴双层手套

进行钼-锝发生器淋洗操作

测量锝-99m洗脱液放射性活度

取MIBI一瓶,将淋洗获得的洗脱液依照370~3 700MBq(10~100mCi)放射性活度、体积小于4ml加入瓶中,充分摇匀,立即直立沸水浴5~15分钟,取出放至室温,置于铅瓶中备用并记录标记时间

用注射器抽取^{99m}Tc-MIBI,成人剂量为740~925MBq(20~25mCi),儿童酌减。测量剂量时双人核对,将注射器放入放射性防护针筒内,并做好标记,脱去手套

洗手,戴双层手套选取合适静脉建立静脉通道

遵医嘱快速静脉注射^{99m}Tc-MIBI,拔除静脉通道,将穿刺部位用胶布无菌敷料覆盖粘紧

嘱患者15~30分钟后进食脂餐

将注射器及放射性垃圾投入到放射防护垃圾桶内衰变,脱去手套及防护设备

【注意事项】

(1) MIBI 若变色、潮解,不得使用。

(2) $^{99m}TcO_4^-$ 加入 MIBI 冻干品药剂瓶后要立即直立沸水浴,水溶液面要高于瓶内液面而低于瓶颈。

(3) ^{99m}Tc-MIBI 注射液标记率低于 90% 不得使用,标记后 6 小时内使用有效。

(4) 保证放射性活度基础上体积控制在 2ml 以内。

(5) ^{99m}Tc-MIBI 注射给药后有一过性异腈臭味伴口苦,偶有面部潮红,均可自行消退。

(6) 注射 ^{99m}Tc-MIBI 后 60~90 分钟内采集成像完毕。

6 平衡门电路法心血池显像操作规程

【目的】

利用体内或体内标记法,将放射性核素进行血液内红细胞标记在体内平衡后,心室腔内的放射性活度与其血容量成正比,应用 SPECT 采集处理后得到时间 - 放射性曲线,分别计算左、右心室收缩功能、舒张功能与室壁局部功能的各种参数等多种功能参数,同时获得室壁运动状态。

【准备】

(1) 护士:仪表符合要求,衣帽整洁、洗手、戴口罩、穿隔离衣、戴套袖、佩戴防护装备、戴双层手套。

(2) 患者:核对患者基本信息,确认检查方法。告知患者在检查前可正常进食。

(3) 环境:通风整洁,操作环境无杂物。

(4) 物品:注射用亚锡焦磷酸盐(pyrophosphate,PYP),防护设备,1ml、10ml 注射器,淋洗液,放射性防护针筒,一次性塑料手套,一次性橡胶手套,胶布,吸水纸,止血带,无菌棉签,放射防护垃圾桶,治疗盘,聚维酮碘溶液。

【评估】

评估患者的年龄、病情、意识状态及营养状况,心理状态及配合程度,穿刺部位的皮肤、血管状况及肢体活动度等。

【操作程序】

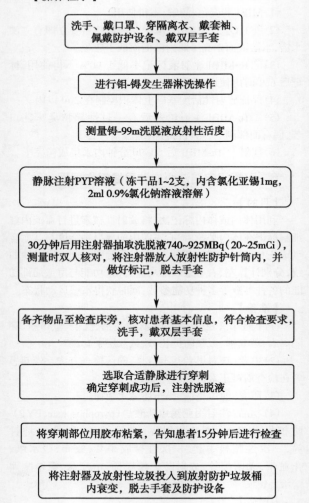

洗手、戴口罩、穿隔离衣、戴套袖、佩戴防护设备、戴双层手套

↓

进行钼-锝发生器淋洗操作

↓

测量锝-99m洗脱液放射性活度

↓

静脉注射PYP溶液（冻干品1~2支，内含氯化亚锡1mg，2ml 0.9%氯化钠溶液溶解）

↓

30分钟后用注射器抽取洗脱液740~925MBq（20~25mCi），测量时双人核对，将注射器放入放射性防护针筒内，并做好标记，脱去手套

↓

备齐物品至检查床旁，核对患者基本信息，符合检查要求，洗手，戴双层手套

↓

选取合适静脉进行穿刺
确定穿刺成功后，注射洗脱液

↓

将穿刺部位用胶布粘紧，告知患者15分钟后进行检查

↓

将注射器及放射性垃圾投入到放射防护垃圾桶内衰变，脱去手套及防护设备

【注意事项】

(1)检查前,应停用干扰红细胞标记的药物。

(2)避免移动体位。

(3)检查过程密切观察患者情况,注意异常的不良反应,特别是病情危重的患者。

(4)运动或药物负荷试验的患者注意事项参照负荷实验。

7 ^{131}I 显像操作规程

【目的】

探查分化型甲状腺癌患者甲状腺切除术后残存甲状腺组织及体内转移灶的分布,了解转移灶对 ^{131}I 的摄取能力,评价 ^{131}I 治疗效果。

【准备】

(1)护士:仪表符合要求,衣帽整洁、洗手、戴口罩、穿隔离衣、戴套袖、佩戴防护装备、戴双层手套。

(2)患者:核对患者基本信息,确认检查方法。告知患者根据情况停用含碘食物及影响甲状腺功能的药物1周以上,检查前空腹4小时以上。

(3)环境:通风整洁,操作环境无杂物。

(4)物品:碘[^{131}I]化钠口服溶液,防护设备,0.9%氯化钠溶液,矿泉水,一次性塑料手套,一次性橡胶手套,胶布,鞋套,吸水纸,放射防护垃圾桶。

【评估】

评估患者的年龄、病情、意识状态及营养状况,心理状态及配合程度,了解患者吞咽是否正常等。

【操作程序】

核对医嘱、患者姓名、性别、年龄、检查项目、药名、剂量、给药时间、给药方法、放射性药物种类、活度、有效期

↓

操作者洗手、戴口罩、帽子、穿鞋套、穿隔离衣、戴双层手套，穿戴防护设备，两名护士共同开锁进入高活室，用放射性沾污仪检测室内地面、操作台面、防护服有无污染

↓

打开所使用的仪器设备，检查是否正常运行，检查管路连接是否完好，0.9%氯化钠溶液、矿泉水是否需要更换

↓

根据医嘱核对患者姓名、性别、年龄、检查项目、药名、放射性活度、剂量、给药时间、给药方法

↓

嘱患者服下碘[131I]化钠口服溶液，常规甲状腺显像口服剂量为10.1~18.5MBq（0.3~0.5mCi），寻找甲状腺癌转移灶口服剂量185~370MBq（5~10mCi）

↓

关闭所使用的仪器设备，将紫外线灯开启消毒

↓

用放射性沾污仪测量室内地面、操作台面、防护服有无污染。两名护士共同锁门退出高活室，脱下防护服

↓

操作后再次核对患者姓名、性别、年龄、检查项目、药名、放射性活度、剂量、给药时间、给药方法

↓

填写服碘[131I]化钠口服溶液患者登记本

↓

患者服药24小时后，取平卧位扫描

【注意事项】

(1)长期服用甲状腺激素及其类似物、碘制剂,食用含碘食物,或近期(3~4周内)用过含碘X线造影剂等,可影响甲状腺对^{131}I的摄取。

(2)评估患者是否做好检查前准备,确保检查效果最佳。

8 脑血流灌注显像操作规程

【目的】

静脉注射显像剂,进行脑血流断层显像,分析和半定量某区域脑组织的脑血流灌注情况和功能,进行缺血性脑血管病的诊断、血流灌注和功能受损范围的评价等。

【准备】

(1)护士:仪表符合要求,衣帽整洁、洗手、戴口罩、穿隔离衣、戴套袖、佩戴防护装备、戴双层手套。

(2)患者:核对患者基本信息,确认检查方法。告知患者在检查前需空腹6小时以上。

(3)环境:通风整洁,操作环境无杂物。

(4)物品:标记药葡庚糖酸钠(GH),亚锡双半胱乙酯(ECD),防护设备,2ml、10ml注射器,淋洗液,放射性防护针筒,一次性塑料手套,一次性橡胶手套,胶布,吸水纸,止血带,无菌棉签,放射防护垃圾桶,治疗盘,聚维酮碘溶液。

【评估】

评估患者的年龄、病情、意识状态及营养状况,心理状态及配合程度,穿刺部位的皮肤、血管状况及肢体活动度等。

【操作程序】

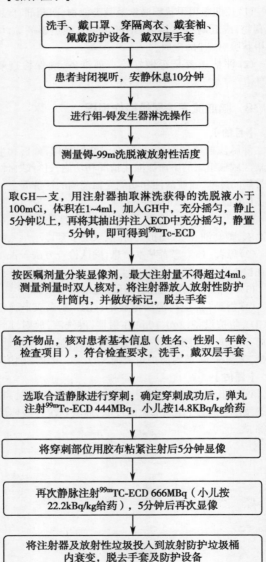

洗手、戴口罩、穿隔离衣、戴套袖、佩戴防护设备、戴双层手套

↓

患者封闭视听，安静休息10分钟

↓

进行钼-锝发生器淋洗操作

↓

测量锝-99m洗脱液放射性活度

↓

取GH一支，用注射器抽取淋洗获得的洗脱液小于100mCi，体积在1~4ml，加入GH中，充分摇匀，静止5分钟以上，再将其抽出并注入ECD中充分摇匀，静置5分钟，即可得到^{99m}Tc-ECD

↓

按医嘱剂量分装显像剂，最大注量不得超过4ml。测量剂量时双人核对，将注射器放入放射性防护针筒内，并做好标记，脱去手套

↓

备齐物品，核对患者基本信息（姓名、性别、年龄、检查项目），符合检查要求，洗手，戴双层手套

↓

选取合适静脉进行穿刺；确定穿刺成功后，弹丸注射^{99m}Tc-ECD 444MBq，小儿按14.8KBq/kg给药

↓

将穿刺部位用胶布粘紧注射后5分钟显像

↓

再次静脉注射^{99m}TC-ECD 666MBq（小儿按22.2kBq/kg给药），5分钟后再次显像

↓

将注射器及放射性垃圾投入到放射防护垃圾桶内衰变，脱去手套及防护设备

【注意事项】

(1)注射前 10 分钟,嘱患者安静并封闭视听。

(2)检查过程中,患者头部位置不动。

9 肺通气显像操作规程

【目的】

利用放射性气溶胶,经呼吸道吸入双肺,通过体外放射性显像装置,显示双肺各部位的放射性分布及动态变化影像,评估肺的局部通气功能、气道畅通及肺泡气体交换功能状况。

【准备】

(1)护士:仪表符合要求,衣帽整洁、洗手、戴口罩、穿隔离衣,戴套袖、佩戴防护装备、戴双层手套。

(2)患者:核对患者基本信息,确认检查方法。告知患者在检查前可正常进食。检查前,患者常规吸氧 10 分钟。患者需预适应通气雾化装置的呼吸状态,取得患者的配合。

(3)环境:保持环境整洁、通风,操作间及注射室无杂物。

(4)物品:注射用亚锡喷替酸(DTPA),防护设备,5ml、10ml 注射器,淋洗液,放射性防护针筒,一次性塑料手套、一次性橡胶手套,胶布,放射防护垃圾桶,吸氧装置,肺通气导入器,卫生纸,纸杯,塑料袋,鼻夹。

【评估】

评估患者的年龄、病情、意识状态及营养状况,心理状态及配合程度,肢体活动度等。

【操作程序】

洗手、戴口罩、穿隔离衣、戴套袖、佩戴防护设备、戴双层手套

↓

患者封闭视听，安静休息10分钟

↓

进行钼-锝发生器淋洗操作

↓

测量锝-99m洗脱液放射性活度

↓

取DTPA一瓶，将淋洗获得的 $^{99m}TcO_4^-$ 依照不低于555MBq/ml（15mCi/ml）加入DTPA瓶中，充分摇匀，静置5分钟即可得到 ^{99m}Tc-DTPA

↓

按医嘱剂量用5ml注射器分装显像剂［成人剂量为740~1 480MBq（20~40mCi），体积2~4ml］，测量剂量时双人核对，将注射器放入放射性防护针筒内，并做好标记，脱去手套

↓

备齐物品，核对患者基本信息，符合检查要求，嘱其取坐位，洗手、戴双层手套，连接雾化各管口，使之处于工作状态

↓

嘱患者咬住口管，用鼻夹夹住鼻子，试吸氧气，使之适应通过雾化器回路进行正常呼吸

↓

抽取0.9%氯化钠溶液2ml，向肺通气导入器内注入0.9%氯化钠溶液1ml，观察管路是否通畅及雾量大小；确认无误后，取出 ^{99m}Tc-DTPA注入肺通气导入器内，再将剩余0.9%氯化钠溶液注入

↓

患者开始吸入雾化显像剂，调节氧流量8~10L/min，关闭房门，打开排风设备，吸入时间为5~8分钟

↓

患者反复呼吸气体，在吸入过程中严密观察患者吸入情况及病情变化，告知患者唾液不能咽下要吐出，结束后嘱患者漱口，清除滞留在口腔内的显像剂

↓

操作后将注射器及放射性垃圾投入放射防护垃圾桶内衰变，脱去手套及防护设备

【注意事项】

(1)放射性显像剂应符合放化纯度要求,放射性活度总量不应低于 111MBq(3mCi),体积不大于 4ml。

(2)影响放射性气溶胶在肺内分布的因素与气溶胶颗粒大小、受检者吸入过程中的呼吸方式和气管的解剖结构有关。因此,应嘱受检者吸入气溶胶时平稳呼吸,以免呼吸频率加快,使气溶胶均匀分布于末梢肺组织,减少中央气道沉积。同时应嘱受检者减少吞咽动作,以免放射性气溶胶进入上消化道,影响图像质量,氧气流量应低于 7L/min,以保证雾粒质量。

(3)受检者要练习空白吸入。如有痰时,应随时咳出后再行吸入雾粒。对于哮喘患者,必要时可在雾化剂中加少量解痉药。

10 肺灌注显像操作规程

【目的】

利用静脉注射显像剂,使得放射性颗粒在肺毛细血管内暂时嵌顿,得到肺血流灌注平面影像或断层影像。可以协助诊断肺栓塞等多种肺部疾病。

【准备】

(1)护士:仪表符合要求,衣帽整洁、洗手、戴口罩、穿隔离衣、戴套袖、佩戴防护装备、戴双层手套。

(2)患者:核对患者基本信息,确认检查方法。了解检查目的、方法及可能出现的风险和意外,并在知情同意书上签字。告知患者在检查前可正常进食,在检查前,患者常规吸氧 10 分钟。注射时采取平卧位,检查是否有原发性肺动脉高压存在时,采用坐位注射。

(3)环境:保持环境整洁,操作间无杂物。

(4)物品:注射用亚锡聚合白蛋白(MAA),防护设备,5ml、10ml 注射器,淋洗液,放射性防护针筒,一次性塑料手套,一次性橡胶手套,胶布,吸水纸,止血带,无菌棉签,放射防护垃圾桶,治疗盘,聚维酮碘溶液。

【评估】

评估患者病情、意识状态及营养状况,心理状态及配合程度,肢体活动度,穿刺部位的皮肤、血管状况,有无严重肺血管床受损和严重肺动脉高压,有无过敏及严重过敏史等。

【操作程序】

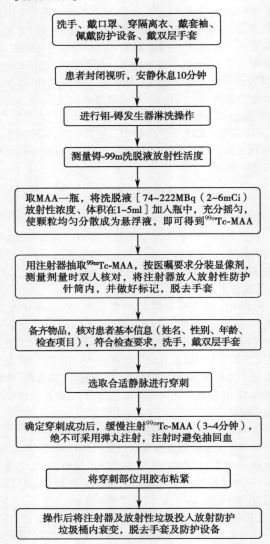

洗手、戴口罩、穿隔离衣、戴套袖、佩戴防护设备、戴双层手套

↓

患者封闭视听,安静休息10分钟

↓

进行钼-锝发生器淋洗操作

↓

测量锝-99m洗脱液放射性活度

↓

取MAA一瓶,将洗脱液[74~222MBq(2~6mCi)放射性浓度、体积在1~5ml]加入瓶中,充分摇匀,使颗粒均匀分散成为悬浮液,即可得到^{99m}Tc-MAA

↓

用注射器抽取^{99m}Tc-MAA,按医嘱要求分装显像剂,测量剂量时双人核对,将注射器放入放射性防护针筒内,并做好标记,脱去手套

↓

备齐物品,核对患者基本信息(姓名、性别、年龄、检查项目),符合检查要求,洗手,戴双层手套

↓

选取合适静脉进行穿刺

↓

确定穿刺成功后,缓慢注射^{99m}Tc-MAA(3~4分钟),绝不可采用弹丸注射,注射时避免抽回血

↓

将穿刺部位用胶布粘紧

↓

操作后将注射器及放射性垃圾投入放射防护垃圾桶内衰变,脱去手套及防护设备

【注意事项】

(1)标记后的 ^{99m}Tc-MAA 需在 4 小时内使用。

(2)准备抢救药品及设备。

(3) ^{99m}Tc-MAA 为悬浮液,抽取时和注射前需充分摇匀,注射时严防回血,以防止血液与 MAA 聚集成更大颗粒,引起不应有的栓塞,或造成持续不退的肺内大"热点"。

(4)注射体积 ≥ 1ml(通常为 3~5ml)。

(5)注射速度要缓慢(3~4 分钟),特别是在肺血管床破坏严重的患者,如在慢性肺源性心脏病时,切忌采用弹丸注射,以免引起急性肺动脉压增高而造成意外。

(6)操作过程中密切观察患者病情变化。

11　甲状旁腺显像操作规程

【目的】

通过静脉注射显像剂,采用延迟显像及断层并与早期影像进行比较,诊断甲状旁腺功能亢进。

【准备】

(1)护士:仪表符合要求,衣帽整洁、洗手、戴口罩、穿隔离衣,戴套袖、佩戴防护装备、戴双层手套。

(2)患者:核对患者基本信息,确认检查方法。

(3)环境:保持环境整洁,操作间及注射室无杂物。

(4)物品:注射用甲氧异腈(MIBI),防护设备,1ml、10ml 注射器,淋洗液,放射性防护针筒,一次性塑料手套、一次性橡胶手套,胶布,吸水纸,止血带,无菌棉签,放射防护垃圾桶,治疗盘,聚维酮碘溶液。

【评估】

评估患者病情、意识状态及营养状况,心理状态及配合程度,穿刺部位的皮肤、血管状况及肢体活动度等。

【操作程序】

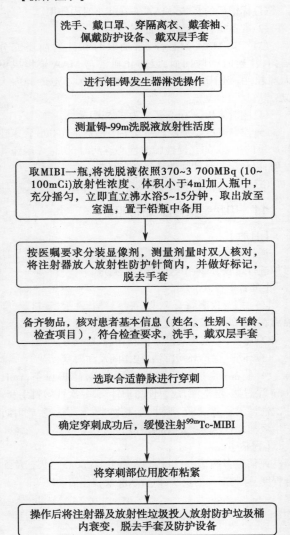

洗手、戴口罩、穿隔离衣、戴套袖、佩戴防护设备、戴双层手套

↓

进行钼-锝发生器淋洗操作

↓

测量锝-99m洗脱液放射性活度

↓

取MIBI一瓶,将洗脱液依照370~3 700MBq (10~100mCi)放射性浓度、体积小于4ml加入瓶中,充分摇匀,立即直立沸水浴5~15分钟,取出放至室温,置于铅瓶中备用

↓

按医嘱要求分装显像剂,测量剂量时双人核对,将注射器放入放射性防护针筒内,并做好标记,脱去手套

↓

备齐物品,核对患者基本信息(姓名、性别、年龄、检查项目),符合检查要求,洗手,戴双层手套

↓

选取合适静脉进行穿刺

↓

确定穿刺成功后,缓慢注射99mTc-MIBI

↓

将穿刺部位用胶布粘紧

↓

操作后将注射器及放射性垃圾投入放射防护垃圾桶内衰变,脱去手套及防护设备

【注意事项】

（1）MIBI 若变色、潮解，不得使用。

（2）$^{99m}TcO_4^-$ 加入 MIBI 冻干品药剂瓶充分摇匀后要立即直立沸水浴，水浴液面要高于瓶内液面而低于瓶颈。

（3）^{99m}Tc-MIBI 注射液标记率低于 90% 不得使用，标记后 6 小时内有效。

（4）保证放射性活度的基础上体积控制在 2ml 以内。

（5）^{99m}Tc-MIBI 注射给药后有一过性异腈臭味伴口苦，偶有面部潮红，均可自行消退。

（6）注射 ^{99m}Tc-MIBI 后 15 分钟显像及 2~3 小时延迟显像。

12 甲状腺肿瘤阳性显像操作规程

【目的】

通过静脉注射显像剂，进行甲状腺结节的良恶性鉴别，寻找甲状腺癌转移灶。

【准备】

（1）护士：仪表符合要求，衣帽整洁、洗手、戴口罩、穿隔离衣、戴套袖、佩戴防护装备、戴双层手套。

（2）患者：核对患者基本信息，确认检查方法。

（3）环境：保持环境整洁，操作间及注射室无杂物。

（4）物品：注射用甲氧异腈（MIBI），防护设备，1ml、10ml 注射器，淋洗液，放射性防护针筒，一次性塑料手套，一次性橡胶手套，胶布，吸水纸，止血带，无菌棉签，放射防护垃圾桶，治疗盘，聚维酮碘溶液。

【评估】

评估患者病情、意识状态及营养状况，心理状态及配合程度，穿刺部位的皮肤、血管状况及肢体活动度等。

【操作程序】

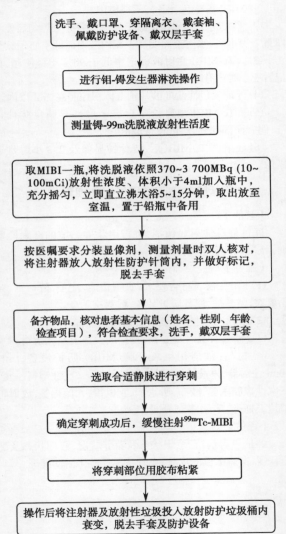

洗手、戴口罩、穿隔离衣、戴套袖、
佩戴防护设备、戴双层手套

↓

进行钼-锝发生器淋洗操作

↓

测量锝-99m洗脱液放射性活度

↓

取MIBI一瓶,将洗脱液依照370~3 700MBq (10~
100mCi)放射性浓度、体积小于4ml加入瓶中,
充分摇匀,立即直立沸水浴5~15分钟,取出放至
室温,置于铅瓶中备用

↓

按医嘱要求分装显像剂,测量剂量时双人核对,
将注射器放入放射性防护针筒内,并做好标记,
脱去手套

↓

备齐物品,核对患者基本信息(姓名、性别、年龄、
检查项目),符合检查要求,洗手,戴双层手套

↓

选取合适静脉进行穿刺

↓

确定穿刺成功后,缓慢注射^{99m}Tc-MIBI

↓

将穿刺部位用胶布粘紧

↓

操作后将注射器及放射性垃圾投入放射防护垃圾桶内
衰变,脱去手套及防护设备

【注意事项】

（1）MIBI 若变色、潮解，不得使用。

（2）$^{99m}TcO_4^-$ 加入 MIBI 冻干品瓶后要立即直立沸水浴，水溶液面要高于瓶内液面而低于瓶颈。

（3）^{99m}Tc-MIBI 注射液标记率低于 90% 不得使用，标记后 6 小时内有效。

（4）保证放射性活度基础上体积控制在 2ml 以内。

（5）^{99m}Tc-MIBI 注射给药后有一过性异腈臭味伴口苦，偶有面部潮红，均可自行消退。

（6）注射 ^{99m}Tc-MIBI 后 10~30 分钟显像及 2~3 小时延迟显像。

13　双下肢深静脉显像操作规程

【目的】

利用止血带适度阻断浅静脉，使显像剂选择性地让深静脉各段依次显影。获得双下肢血流灌注分布状况图像资料，结合临床症状、体征和其他检查结果，协助诊断下肢及与肺灌注一起诊断肺部栓塞性疾病。

【准备】

（1）护士：仪表符合要求，衣帽整洁、洗手、戴口罩、穿隔离衣、戴套袖、佩戴防护装备、戴双层手套。

（2）患者：核对患者基本信息，确认检查方法。告知患者在检查前可正常进食，检查前晚清洁足部，检查前排空膀胱。嘱患者取平卧位。

（3）环境：保持环境整洁，操作间及注射室无杂物。

（4）物品：注射用亚锡聚合白蛋白（MAA），防护设备，5ml、10ml 注射器各 2 支，淋洗液，输液器 2 个，一次性三通 2 个，放射性防护针筒，一次性塑料手套，一次性橡胶手套，胶布，吸水纸，止血带（2 根），无菌棉签，治疗盘，放射防护垃圾桶，聚维酮碘溶液。

【评估】

评估患者病情、呼吸、意识状态及营养状况，心理状态及配合程度，肢体活动度，穿刺部位的皮肤、血管状况，有无过敏体质及严重过敏史等。

【操作程序】

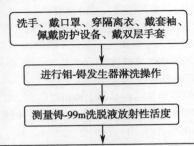

洗手、戴口罩、穿隔离衣、戴套袖、
佩戴防护设备、戴双层手套

↓

进行钼-锝发生器淋洗操作

↓

测量锝-99m洗脱液放射性活度

↓

取MAA一瓶，将洗脱液依照74~222MBq（4~10mCi）放射性活度、体积在1~5ml，加入瓶中，充分摇匀，使颗粒均匀分散成为悬浮液，即可得到^{99m}Tc-MAA

↓

抽取^{99m}Tc-MAA，148~370MBq（4~10mCi）用0.9%氯化钠溶液稀释至8~10ml，平均分为两份，测量剂量时双人核对，将^{99m}Tc-MAA混悬液摇匀，注射器放入放射性防护针筒内，并做好标记，脱去手套

↓

备齐物品，核对患者基本信息，符合检查要求，嘱其于检查床上取仰卧位

↓

0.9%生理盐水250ml 2袋，连接一次性输液器及三通备用；两名护士配合将患者双足下铺治疗巾，垫吸水纸，一次性纸巾。扎止血带，选取静脉，松开止血带

↓

消毒皮肤，待干过程中准备胶布；双踝关节上方扎止血带，再次消毒

↓

选取合适静脉，1名护士将患者双足扎止血带，选择足背静脉进行穿刺，建立静脉通路并用胶布（输液贴）固定

↓

浅静脉显像

打开放射性防护针筒，取出显像剂，在探头启动前5秒，两名护士配合经三通管双足静脉同时缓慢等速注入1.0ml显像剂然后转动三通，输液管继续滴注，注射过程中随时听取患者主诉并观察患者有无不适反应（面部有无潮红、皮肤有无发绀-紫色、肺部紧缩感、喘息或呼吸困难）及生命体征变化

↓

探头视野上缘行至膝关节水平时，经双足背静脉再次缓慢注入1ml^{99m}Tc-MAA，后转动三通，输液管继续滴注至探头视野上缘行至耻骨联合水平

深静脉显像

结扎止血带：踝上方3cm处适度结扎止血带，止血带的压力以阻断间浅静脉为宜

↓

首次药物注射：在探头启动前5秒，两名护士配合经三通管双足背静脉同时缓慢等速注入^{99m}Tc-MAA 1.0ml然后转动三通，输液管继续滴注

↓

再次注射药物，探头视野上缘行至膝关节水平时，两名护士配合再次同时缓慢等速足背静脉注入剩余的1.0ml ^{99m}Tc-MAA，然后转动三通，输液管继续滴注

↓

采集结束后松开止血带，将穿刺部位用胶布粘紧

↓

操作后将注射器及放射性垃圾投入放射防护垃圾桶内衰变，脱去手套及防护设备

【注意事项】

(1)对有严重过敏史的患者,应禁用 ^{99m}Tc-MAA 作显像剂, ^{99m}Tc-MAA 的颗粒数不宜过多。

(2)下肢深静脉显像时,止血带阻断浅静脉的力度适中,等速缓慢注射。

(3)标记后的 ^{99m}Tc-MAA 需在 4 小时内使用。

(4)准备抢救药品及设备。

(5) ^{99m}Tc-MAA 为悬浮液,抽取时和注射前须充分摇匀,注射时避免回血,以防止血液与 MAA 聚集成更大颗粒,引起不应有的栓塞,或造成持续不退的肺内大"热点"。

(6)操作过程严格遵守无菌操作原则。

(7)操作过程中密切观察患者病情变化。

14　肝胆动态显像操作规程

【目的】

静脉注射能被肝细胞摄取并经胆道进行排泄的放射性药物,通过近似于处理胆红素的过程,将其分泌入胆汁,继而经由胆道系统排泄至肠道。动态显像可观察药物被肝脏摄取、分泌、排泄至胆道和肠道的过程,了解肝胆系的形态机构和功能。

【准备】

(1)护士:仪表符合要求,衣帽整洁、洗手、戴口罩、穿隔离衣,戴套袖、佩戴防护装备、戴双层手套。

(2)患者:核对患者基本信息,确认检查方法,告知患者检查前禁食 4 小时。

(3)环境:通风整洁,操作环境无杂物。

(4)物品:注射用亚锡依替菲宁(EHIDA),防护设备,1ml、10ml 注射器,淋洗液,放射性防护针筒,一次性塑料手套,一次性橡胶手套,胶布,吸水纸,止血带,无菌棉签,放射防护垃圾桶,治疗盘,聚维酮碘溶液。

【评估】

评估患者的年龄、病情、意识状态及营养状况,心理状态及配合程度、穿刺部位的皮肤,血管状况及肢体活动度等。

【操作程序】

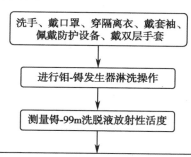

洗手、戴口罩、穿隔离衣、戴套袖、
佩戴防护设备、戴双层手套

↓

进行钼-锝发生器淋洗操作

↓

测量锝-99m洗脱液放射性活度

↓

取EHIDA一瓶，将淋洗液获得的^{99m}TcO$_4^-$注射液依照185~370MBq（5~10mCi）体积1~8ml的放射性浓度加入EHIDA瓶中，充分摇匀，静置5~10分钟即可得^{99m}Tc-EHIDA

↓

用注射器抽取^{99m}Tc-EHIDA，成人剂量为185~370MBq（5~10mCi）；儿童剂量为7.4MBq/kg（0.2mCi/kg），测量剂量时双人核对，将注射器放入放射性防护针筒内，并做好标记，脱去手套

↓

备齐物品至检查床旁，核对患者基本信息（姓名、性别、年龄、检查项目），询问患者检查前是否禁食4小时，并排空膀胱。符合检查要求，洗手、戴双层手套，嘱其取仰卧位，取出^{99m}Tc-EHIDA注射器放进防护针筒内

↓

选取合适静脉进行穿刺，确定穿刺成功后，弹丸注射^{99m}Tc-EHIDA，迅速解除止血带，同时提示技师采集图像

↓

将穿刺部位用胶布粘紧

↓

操作后将注射器及放射性垃圾投入放射防护垃圾桶内衰变，脱去手套及防护设备

【注意事项】

（1）禁食时间过长或使用完全性静脉营养者可能造成假阳性。

（2）检查前6~12小时应停用对奥迪括约肌有影响的麻醉药物。

15　肠道出血显像操作规程

【目的】

利用显像剂在肠道出血部位形成显像剂分布浓聚，从而可对胃肠道出血作出诊断并可大致定位。

【准备】

（1）护士：仪表符合要求，衣帽整洁、洗手、戴口罩、穿隔离衣，戴套袖、佩戴防护装备、戴双层手套。

（2）患者：核对患者基本信息，确认检查方法。

（3）环境：通风整洁，操作环境无杂物。

（4）物品：注射用亚锡焦磷酸盐（PYP），防护设备，1ml、10ml注射器，淋洗液，放射性防护针筒，一次性塑料手套，一次性橡胶手套，胶布，吸水纸，止血带，无菌棉签，放射防护垃圾桶，治疗盘，聚维酮碘溶液。

【评估】

评估患者的年龄、病情、意识状态及营养状况，心理状态及配合程度，穿刺部位的皮肤、血管状况及肢体活动度等。

【操作程序】

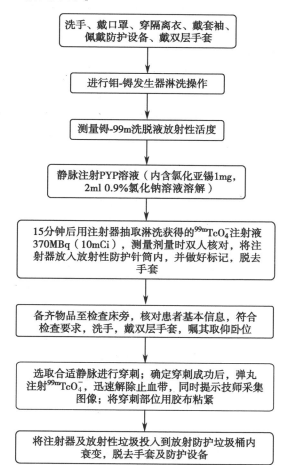

洗手、戴口罩、穿隔离衣、戴套袖、佩戴防护设备、戴双层手套

↓

进行钼-锝发生器淋洗操作

↓

测量锝-99m洗脱液放射性活度

↓

静脉注射PYP溶液（内含氯化亚锡1mg，2ml 0.9%氯化钠溶液溶解）

↓

15分钟后用注射器抽取淋洗获得的$^{99m}TcO_4^-$注射液370MBq（10mCi），测量剂量时双人核对，将注射器放入放射性防护针筒内，并做好标记，脱去手套

↓

备齐物品至检查床旁，核对患者基本信息，符合检查要求，洗手，戴双层手套，嘱其取仰卧位

↓

选取合适静脉进行穿刺；确定穿刺成功后，弹丸注射$^{99m}TcO_4^-$，迅速解除止血带，同时提示技师采集图像；将穿刺部位用胶布粘紧

↓

将注射器及放射性垃圾投入到放射防护垃圾桶内衰变，脱去手套及防护设备

【注意事项】

检查前患者停用止血药,特别是少量出血患者,因为止血药容易造成假阳性结果。

16　肝动脉血流灌注和肝血池显像操作规程

【目的】

利用能在血液循环中较长时间存在的放射性核素显像剂,展示肝脏的血流灌注和血供状况。

【准备】

(1)护士:仪表符合要求,衣帽整洁、洗手、戴口罩、穿隔离衣、戴套袖、佩戴防护装备、戴双层手套。

(2)患者:核对患者基本信息,确认检查方法。静脉注射显像剂前1小时口服过氯酸钾400mg。

(3)环境:通风整洁,操作环境无杂物。

(4)物品:注射用亚锡焦磷酸盐(PYP),防护设备,1ml、10ml注射器,淋洗液,放射性防护针筒,一次性塑料手套,一次性橡胶手套,胶布,吸水纸,止血带,无菌棉签,放射防护垃圾桶,治疗盘,聚维酮碘溶液。

【评估】

评估患者的年龄、病情、意识状态及营养状况,心理状态及配合程度,穿刺部位的皮肤、血管状况及肢体活动度等。

【操作程序】

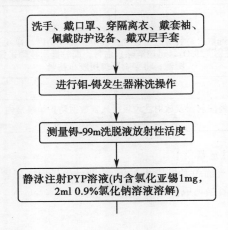

```
                            ↓
┌─────────────────────────────────────────────┐
│   15分钟后用注射器抽取淋洗获得的⁹⁹ᵐTcO₄⁻         │
│   注射液370MBq（10mCi），测量剂量时双人核对，    │
│   将注射器放入放射性防护针筒内，并做好标记，      │
│             脱去手套                          │
└─────────────────────────────────────────────┘
                            ↓
┌─────────────────────────────────────────────┐
│   备齐物品至检查床旁，核对患者基本信息，符合       │
│   检查要求，洗手，戴双层手套，嘱其取仰卧位        │
└─────────────────────────────────────────────┘
                            ↓
┌─────────────────────────────────────────────┐
│   选取合适静脉进行穿刺；确定穿刺成功后，弹丸       │
│   注射⁹⁹ᵐTcO₄⁻，迅速解除止血带，同时提示技师采集   │
│   图像；将穿刺部位用胶布粘紧                    │
└─────────────────────────────────────────────┘
                            ↓
┌─────────────────────────────────────────────┐
│   将注射器及放射性垃圾投入到放射防护垃圾桶内        │
│   衰变，脱去手套及防护设备                      │
└─────────────────────────────────────────────┘
```

17　异位胃黏膜显像操作规程

【目的】

采用能被胃黏膜摄取和分泌的 $^{99m}TcO_4^-$ 作为显像剂，可以对下消化道出血疑有梅克尔憩室和小肠重复畸形、小儿下消化道出血病因筛查。

【准备】

（1）护士：仪表符合要求，衣帽整洁、洗手、戴口罩、穿隔离衣、戴套袖、佩戴防护装备、戴双层手套。

（2）患者：核对患者基本信息，确认检查方法。检查前3~4天禁做钡剂造影检查，告知患者在检查前禁食水 4~6 小时，检查前排空大、小便。

（3）环境：通风整洁，操作环境无杂物。

（4）物品：防护设备，1ml、10ml 注射器，淋洗液，放射性防护针筒，一次性塑料手套，一次性橡胶手套，胶布，吸水纸，止血带，无菌棉签，放射防护垃圾桶，治疗盘，聚维酮碘溶液。

【评估】

评估患者的年龄、病情、意识状态及营养状况,心理状态及配合程度,穿刺部位的皮肤、血管状况及肢体活动度等。

【操作程序】

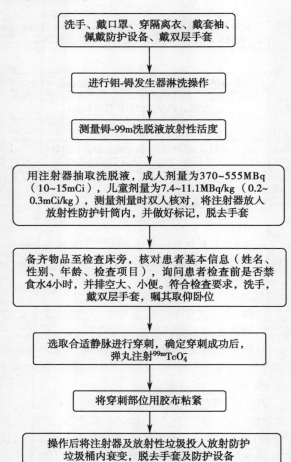

洗手、戴口罩、穿隔离衣、戴套袖、佩戴防护设备、戴双层手套

↓

进行钼-锝发生器淋洗操作

↓

测量锝-99m洗脱液放射性活度

↓

用注射器抽取洗脱液,成人剂量为370~555MBq(10~15mCi),儿童剂量为7.4~11.1MBq/kg(0.2~0.3mCi/kg),测量剂量时双人核对,将注射器放入放射性防护针筒内,并做好标记,脱去手套

↓

备齐物品至检查床旁,核对患者基本信息(姓名、性别、年龄、检查项目),询问患者检查前是否禁食水4小时,并排空大、小便。符合检查要求,洗手,戴双层手套,嘱其取仰卧位

↓

选取合适静脉进行穿刺,确定穿刺成功后,弹丸注射$^{99m}TcO_4^-$

↓

将穿刺部位用胶布粘紧

↓

操作后将注射器及放射性垃圾投入放射防护垃圾桶内衰变,脱去手套及防护设备

【注意事项】

(1)严格禁食水,停用干扰、阻断胃黏膜摄取及促蠕动、分泌的药物。

(2)不得使用过氯酸钾、水合氯醛等阻滞高锝酸盐吸收、阿托品等有抑制作用以及可刺激胃液分泌的药物。

18 阴囊显像操作规程

【目的】

静脉注射显像剂,可以得到阴囊血流灌注和睾丸、精索等放射性分布的状况,了解睾丸血流方面的信息。

【准备】

(1)护士:仪表符合要求,衣帽整洁、洗手、戴口罩、穿隔离衣、戴套袖、佩戴防护装备、戴双层手套。

(2)患者:核对患者基本信息,确认检查方法。注射显像剂前 1 小时口服过氯酸钾 400mg。

(3)环境:通风整洁,操作环境无杂物。

(4)物品:防护设备,铅皮,1ml、10ml 注射器,淋洗液,放射性防护针筒,一次性塑料手套,一次性橡胶手套,胶布,吸水纸,止血带,无菌棉签,放射防护垃圾桶,治疗盘,聚维酮碘溶液。

【评估】

评估患者的年龄、病情、意识状态及营养状况,心理状态及配合程度,穿刺部位的皮肤、血管状况及肢体活动度等。

【操作程序】

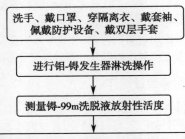

洗手、戴口罩、穿隔离衣、戴套袖、佩戴防护设备、戴双层手套

↓

进行钼-锝发生器淋洗操作

↓

测量锝-99m洗脱液放射性活度

↓

用注射器抽取洗脱液555~740MBq（15~20mCi），儿童最小用量不少于185MBq（5mCi）测量剂量时双人核对，将注射器放入放射性防护针筒内，并做好标记，脱去手套

↓

备齐物品至检查床旁，核对患者基本信息（姓名、性别、年龄、检查项目），符合检查要求，洗手，戴双层手套，嘱其取仰卧位，双腿分开，外展，将阴茎用胶带向上固定于耻骨或向一侧固定在大腿

↓

选取合适静脉进行穿刺，确定穿刺成功后，弹丸注射$^{99m}TcO_4^-$，迅速解除止血带，同时提示技师采集图像

↓

将穿刺部位用胶布粘紧

↓

操作后将注射器及放射性垃圾投入放射防护垃圾桶内衰变，脱去手套及防护设备

19　眼眶显像操作规程

【目的】

^{99m}Tc-DTPA SPECT/CT 眼眶扫描对甲状腺相关性眼病（thyroid-associated ophthalmopathy，TAO）活动性判断。

【准备】

（1）护士：仪表符合要求，衣帽整洁，洗手，戴口罩，穿隔离衣，戴套袖，佩戴防护装备，戴双层手套。

（2）患者：核对患者基本信息，确认检查项目。

（3）环境：保持环境整洁，通风，操作间及注射室无杂物。

（4）物品：注射用亚锡喷替酸（DTPA），防护设备，胶布，吸水纸，止血带，治疗盘，无菌棉签，聚维酮碘溶液。

【评估】

评估患者年龄的情况，意识状态及营养状况，心理状态及配合程度，穿刺部位的皮肤、血管状况等。

【操作程序】

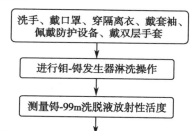

【注意事项】

检查过程中患者应平躺，闭眼，避免头部移动。

20 钼-锝发生器淋洗操作流程

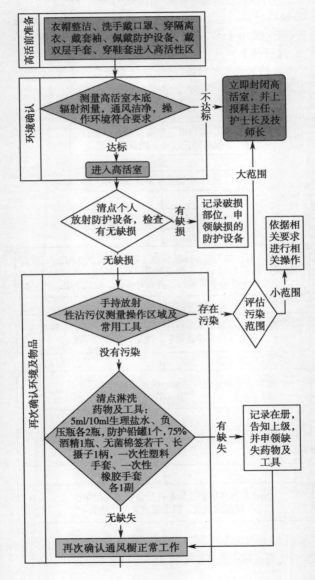

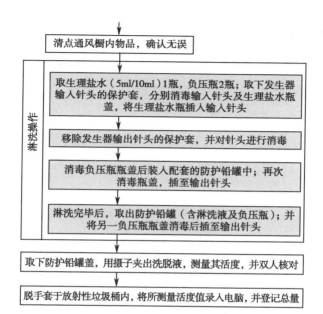

清点通风橱内物品，确认无误

淋洗操作

取生理盐水（5ml/10ml）1瓶，负压瓶2瓶；取下发生器输入针头的保护套，分别消毒输入针头及生理盐水瓶盖，将生理盐水瓶插入输入针头

移除发生器输出针头的保护套，并对针头进行消毒

消毒负压瓶瓶盖后装入配套的防护铅罐中；再次消毒瓶盖，插至输出针头

淋洗完毕后，取出防护铅罐（含淋洗液及负压瓶）；并将另一负压瓶瓶盖消毒后插至输出针头

取下防护铅罐盖，用摄子夹出洗脱液，测量其活度，并双人核对

脱手套于放射性垃圾桶内，将所测量活度值录入电脑，并登记总量

正电子显像

21 ^{18}F-FDG 正电子断层显像操作规程

【目的】

利用静脉注射 ^{18}F-FDG，将体内功能代谢及解剖信息融合成像。主要用于肿瘤、神经、精神疾病、心血管疾病的诊断及分期等。

【准备】

（1）护士：仪表符合要求，衣帽整洁、洗手、戴口罩、穿隔离衣，戴套袖、佩戴防护装备、戴双层手套。

（2）患者：核对患者基本信息，确认检查方法。告知患者在检查前禁食4小时，禁止饮用含糖及其他添加成分的饮料（不禁水）。测量身高、体重、空腹血糖，血糖水平原则上应低于11.1mmol/L，检查前需排空膀胱。糖尿病患者、行心脏等检查的患者血糖调控依照核医学科医生的医嘱执行。

(3)环境：保持环境整洁，操作间及注射室无杂物。

(4)物品：注射用 ^{18}F-FDG，防护设备，注射器，0.9% 氯化钠溶液，放射性防护针筒，一次性塑料手套，一次性橡胶手套，胶布，吸水纸，止血带，无菌棉签，放射性垃圾桶，治疗盘，聚维酮碘溶液。

【评估】

评估患者的年龄、病情、意识状态及营养状况，心理状态及配合程度，穿刺部位的皮肤、血管状况及肢体活动度等。

【操作程序】

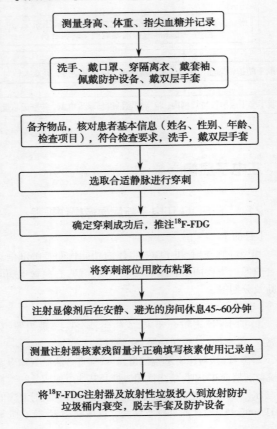

测量身高、体重、指尖血糖并记录

洗手、戴口罩、穿隔离衣、戴套袖、佩戴防护设备、戴双层手套

备齐物品，核对患者基本信息（姓名、性别、年龄、检查项目），符合检查要求，洗手、戴双层手套

选取合适静脉进行穿刺

确定穿刺成功后，推注 ^{18}F-FDG

将穿刺部位用胶布粘紧

注射显像剂后在安静、避光的房间休息45~60分钟

测量注射器核素残留量并正确填写核素使用记录单

将 ^{18}F-FDG注射器及放射性垃圾投入到放射防护垃圾桶内衰变，脱去手套及防护设备

【注意事项】

(1)对于女性患者,要了解是否在妊娠、哺乳、月经期。

(2)了解患者有无幽闭恐惧症等。

(3)告知患者注射显像剂后注意保暖、放松。

(4)进入检查室前足量饮水(加不容易消化的牛奶等)充盈胃肠道。

(5)对于脑部检查,^{18}F-FDG 注射前应封闭视听 10~15 分钟,注射后患者应在安静、避光的房间内休息,避免与人交谈。

(6)检查前尽可能取下患者体表的金属等高密度物体。

(7)注射 ^{18}F-FDG 12 小时内,避免哺乳并远离婴幼儿。

(8)显像后多饮水,多排便,便后冲净厕所。

22　^{18}F-FDG 心肌代谢断层显像操作规程

【目的】

利用碳水化合物饮食或葡萄糖负荷后,心肌细胞以葡萄糖作为能量的主要来源的特点,静脉注射 ^{18}F-FDG,进行心肌代谢断层显像,通过分析和定量区域心肌细胞的代谢情况来进行心肌细胞的活性判断。对冠脉血运重建术及再灌注治疗的疗效评估具有重要意义。

【准备】

(1)护士:仪表符合要求,衣帽整洁、洗手、戴口罩、穿隔离衣、戴套袖、佩戴防护装备、戴双层手套。

(2)患者:核对患者基本信息,确认检查方法。预约时告知患者在检查前晚低脂饮食,检查当日禁食或碳水化合物饮食。测量体重、血糖。餐后血糖水平原则上要求 7.8~8.8mmol/L,空腹血糖可按 0.6g/kg 口服葡萄糖进行糖负荷至达标。糖尿病患者血糖调控依照核医学科医师的医嘱执行。检查前需排空膀胱,移去胸部体表金属物品。

(3)环境:保持环境整洁,操作间及注射室无杂物。

(4)物品:注射用 ^{18}F-FDG,防护设备,2ml、5ml 注射器,0.9% 氯化钠溶液,放射性防护针筒,一次性塑料手套,一次性橡胶手套,胶布,吸水纸,止血带,无菌棉签,放射性垃圾桶,治疗盘,聚维酮碘溶液。

【评估】

评估患者的年龄、病情、有无糖尿病病史,意识状态及营养状况,心理状态及配合程度,穿刺部位的皮肤、血管状况及肢体活动度等。

【操作程序】

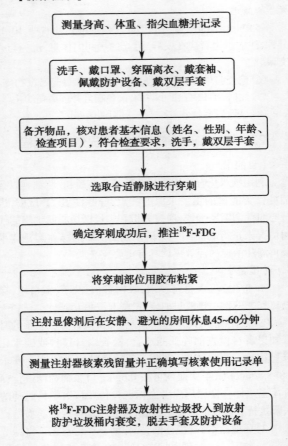

测量身高、体重、指尖血糖并记录

↓

洗手、戴口罩、穿隔离衣、戴套袖、佩戴防护设备、戴双层手套

↓

备齐物品,核对患者基本信息(姓名、性别、年龄、检查项目),符合检查要求,洗手,戴双层手套

↓

选取合适静脉进行穿刺

↓

确定穿刺成功后,推注^{18}F-FDG

↓

将穿刺部位用胶布粘紧

↓

注射显像剂后在安静、避光的房间休息45~60分钟

↓

测量注射器核素残留量并正确填写核素使用记录单

↓

将^{18}F-FDG注射器及放射性垃圾投入到放射防护垃圾桶内衰变,脱去手套及防护设备

【注意事项】

(1)对于女性患者,要了解是否在妊娠、哺乳、月经期。

(2)了解患者有无幽闭恐惧症等。

（3）告知患者注射显像剂后注意保暖、放松。

（4）检查前尽可能取下患者胸部体表的金属等高密度物体。

（5）检查前足量饮水以利于药物代谢。

（6）注射 ^{18}F-FDG 12 小时内，避免亲自哺乳，并远离婴幼儿。

（7）检查后多饮水，多排便，便后冲净厕所。

23　^{11}C- 胆碱显像操作规程

【目的】

^{11}C 标记的胆碱（^{11}C-choline）是 PET/CT 肿瘤显像剂，用于对恶性肿瘤的诊断与鉴别诊断。其原理是通过恶性肿瘤细胞旺盛的这个重要特点，胆碱作为细胞膜构成的重要组分，在体内的摄取、代谢情况反映肿瘤组织细胞的增殖情况，从而与其肿瘤生物学行为相关。一旦胆碱在肿瘤细胞中被磷酸化，就会停留在细胞内，称为"化学停滞"。

^{11}C 的物理半衰期为 20.4 分钟，因此，一般在具备回旋加速器的单位生产。

^{11}C- 胆碱是很多恶性肿瘤的显像剂，^{11}C- 胆碱在正常人体内主要分布在肝脏、肾脏和胰腺内，其他组织如脑、肺、纵隔、心肌、肠道和骨盆等组织放射性分布较低，正常人体血液放射性清除快。胆碱具备穿过血 - 脑屏障的特点；^{11}C- 胆碱不经泌尿系统排泄，可避免膀胱内尿液放射性的干扰，且前列腺肿瘤对其有较高摄取。^{11}C- 胆碱 PET 显像是前列腺癌诊断、分期和指导治疗的手段之一，也可用于甲状腺疾病检测。

【准备】

（1）护士：仪表符合要求，衣帽整洁、洗手、戴口罩、穿隔离衣、戴套袖、佩戴防护装备、戴双层手套。

（2）患者：核对患者基本信息，确认检查方法。告知患者在检查前禁食至少 6 小时，足量饮水，并在成像完成后鼓励排尿。测量体重、身高。

（3）环境：保持环境整洁，操作间及注射室无杂物。

（4）物品：注射用 ^{11}C- 胆碱溶液，防护设备，2ml、5ml

注射器,0.9%氯化钠溶液,放射性防护针筒,一次性塑料手套,一次性橡胶手套,胶布,吸水纸,止血带,无菌棉签,放射性垃圾桶,治疗盘,聚维酮碘溶液。

【评估】

评估患者的年龄、病情、有无糖尿病病史,意识状态及营养状况,心理状态及配合程度,穿刺部位的皮肤、血管状况及肢体活动度等。

【操作程序】

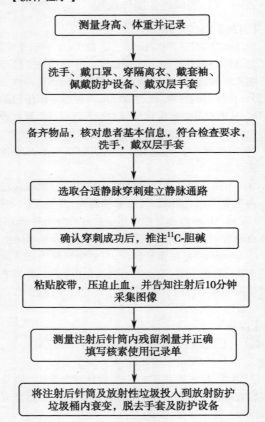

测量身高、体重并记录

↓

洗手、戴口罩、穿隔离衣、戴套袖、佩戴防护设备、戴双层手套

↓

备齐物品,核对患者基本信息,符合检查要求,洗手,戴双层手套

↓

选取合适静脉穿刺建立静脉通路

↓

确认穿刺成功后,推注^{11}C-胆碱

↓

粘贴胶带,压迫止血,并告知注射后10分钟采集图像

↓

测量注射后针筒内残留剂量并正确填写核素使用记录单

↓

将注射后针筒及放射性垃圾投入到放射防护垃圾桶内衰变,脱去手套及防护设备

24　^{18}F-NaF 全身骨断层显像操作规程

【目的】

利用静脉注射 ^{18}F-NaF,通过其反映血流状况及骨骼重建情况,从而实现骨骼病变的探测。主要用于肿瘤骨转移灶、原发性骨肿瘤及多种良性骨关节病变的诊断与鉴别等。

【准备】

(1)护士:仪表符合要求,衣帽整洁、洗手、戴口罩、穿隔离衣,戴套袖、佩戴防护装备、戴双层手套。

(2)患者:核对患者基本信息,确认检查方法。告知患者在检查前无须禁食,建议注射后缓慢大量饮水,无须憋尿。测量体重、身高,检查前需排空膀胱。

(3)环境:保持环境整洁,操作间及注射室无杂物。

(4)物品:^{18}F-NaF,防护设备,注射器,0.9% 氯化钠溶液,放射性防护针筒,一次性塑料手套,一次性橡胶手套,胶布,吸水纸,止血带,无菌棉签,放射性垃圾桶,治疗盘,聚维酮碘溶液。

【评估】

评估患者的年龄、病情、意识状态及营养状况,心理状态及配合程度,穿刺部位的皮肤、血管状况及肢体活动度等。

【操作程序】

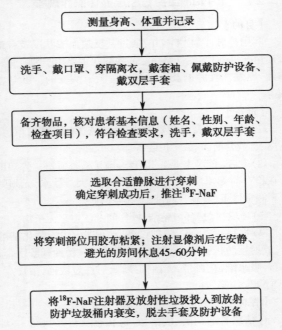

测量身高、体重并记录

↓

洗手、戴口罩、穿隔离衣，戴套袖、佩戴防护设备、戴双层手套

↓

备齐物品，核对患者基本信息（姓名、性别、年龄、检查项目），符合检查要求，洗手，戴双层手套

↓

选取合适静脉进行穿刺
确定穿刺成功后，推注^{18}F-NaF

↓

将穿刺部位用胶布粘紧；注射显像剂后在安静、避光的房间休息45~60分钟

↓

将^{18}F-NaF注射器及放射性垃圾投入到放射防护垃圾桶内衰变，脱去手套及防护设备

【注意事项】

（1）对于女性患者，要了解是否在妊娠、哺乳、月经期。

（2）了解患者有无幽闭恐惧症等。

（3）告知患者注射显像剂后注意保暖、放松。

（4）注射显像剂前应嘱患者缓慢大量饮水，并告知无须憋尿。

（5）检查前尽可能取下患者体表的金属等高密度物体。

（6）注射^{18}F-NaF 12小时内，避免哺乳，并远离婴幼儿。

（7）检查后多饮水，多排便，便后冲净厕所。

核素治疗

操作总则

一、人员要求

1. 从事核素治疗的工作人员应当按照有关规定和标准，进行岗前、在岗的定期专业及防护知识培训，并经过培训考核，取得辐射工作人员合格证后，方可上岗工作。

2. 从事核素治疗的工作人员应当具有大专以上学历或相应专业知识和能力。

3. 能够遵守放射卫生防护法律、法规，按照有关规定佩戴热释光个人剂量仪。

4. **核素治疗操作的着装要求** 佩戴口罩、帽子、手套；穿工作鞋、铅围脖、护目镜，铅衣，防水套袖(淋洗药物)；在做介入性核素治疗时，严格无菌操作规程；铅衣外要穿隔离衣。

二、核素治疗场所的要求

1. 应定期对核素治疗场所进行放射防护检测，保证辐射水平符合有关规定或者标准。

2. 核素应单独存放，不得与易燃、易爆、腐蚀性物品同库储存；严禁携带食品及私人物品进入治疗室。

3. 治疗用核素的保管要专人负责(双门双锁)，有完善的存入、领取、归还登记和检查制度，做到交接严格，账目清楚，账物相符，记录资料完整。

4. 开展核素治疗场所应当按照相应标准设置剂量监测系统、影像监控、对讲装置；配备活度计、放射性表面污染监测仪。

5. 介入性核素治疗的治疗室要定期紫外线消毒照射，并做好监测和记录。

6. **核素治疗病房** 每张病床占地面积不少于 $6m^2$，两床之间要有铅屏风隔离；病房应有单独的装有排风扇的卫生间；核医学科应该有单独的污水处理池及衰变池。

7. **抢救设备完善** 抢救车(抢救药品和物品)、除颤仪、吸氧设备等,并需要定期检查物品,保证物品在备用状态。

三、核素治疗操作原则

严格遵守国家卫生健康委员会关于医疗安全的要求,治疗所需的剂量均要求两人核对并签字。

1. 放射诊疗工作人员对患者和受检者进行医疗照射时,应当遵守医疗照射正当化和放射防护最优化的原则,有明确的医疗目的,严格控制受照剂量。

2. **护士做好各种操作前的准备工作**　资料的准备,患者的准备,做好相应的健康教育工作。

3. 对邻近照射野的敏感器官和组织进行屏蔽防护,并事先告知患者和受检者辐射对健康的影响。

4. 对近距离放射治疗,放射诊疗工作人员应当使用专用工具拿取放射源,不得徒手操作。

5. 在实施永久性粒子植入治疗时,放射诊疗工作人员应随时清点所使用的放射性粒子,防止在操作过程中遗失;放射性粒子植入后,必须进行医学影像学检查,确认植入部位和放射性粒子的数量。

6. 治疗过程中,治疗现场至少有 2 名放射诊疗工作人员,并密切注视治疗装置的显示及患者情况,及时解决治疗中出现的问题;严禁其他无关人员进入治疗场所。

7. 加强质控管理,保证治疗质量。

8. 使用放射性核素时,应在通风橱柜或可能受污染的工作台面铺上吸水纸,并随时检查,受污染时,立刻更换,操作应在铺有吸水纸的搪瓷盘中进行。

9. 操作电源开关、水龙头、仪器操作面板等,均严禁用污染的手套接触(容易污染的地方也可以提前包裹一次性塑料贴膜,每次更换)。

10. 操作放射性核素后,离开时必须测量手、工作服和鞋底,安全才能离开。

11. 核医学诊疗产生的放射性固体废物、废液单独收集,按照国家有关规定处理。

12. 各种仪器设备要做到日、周、月、年质控登记工作。

操作规程

25 ^{131}I 甲状腺功能亢进症治疗操作规程

【目的】

遵医嘱，给予格雷夫斯甲状腺功能亢进症（简称甲亢）患者剂量准确的放射性 ^{131}I 药物治疗。

【准备】

（1）护士：仪表符合要求，衣帽整洁、洗手、戴口罩、穿隔离衣、佩戴防护装备、戴双层手套。

（2）患者：了解治疗目的，并在知情同意书上签字，了解口服 ^{131}I 注意事项：①治疗之前禁食含碘食物及影响甲状腺摄取 ^{131}I 的药物 1~2 周；②治疗前至少禁食 2 小时；③口服 ^{131}I 时防止呛咳、外溅到容器以外，服完后将容器投入放射防护垃圾桶内；④治疗后 2 小时禁食，适量饮水，含服酸性食物，不要按压甲状腺。

（3）环境：通风整洁，操作环境无杂物。

（4）物品：一次性塑料手套，一次性橡胶手套，放射防护垃圾桶，防护设备，放射性沾污仪，鞋套，纸杯，放射性 ^{131}I 药物，0.9% 氯化钠溶液，矿泉水，吸水纸。

【评估】

评估患者的年龄、病情、意识状态及营养状况，心理状态及配合程度，了解患者吞咽是否正常等。

【操作程序】

核对医嘱、患者姓名、性别、年龄、药名、剂量、给药时间、给药方法，放射性药物种类、活度、有效期

↓

术者洗手，戴口罩、帽子、穿鞋套、穿隔离衣、戴双层橡胶手套，穿戴防护设备，两名护士共同开锁进入高活室，用放射性沾污仪测量室内地面、操作台面、防护服有无污染

↓

打开所使用的仪器设备，检查是否正常运行，检查管路连接是否完好，0.9%氯化钠溶液、矿泉水是否需要更换

↓

根据医嘱核对患者姓名、性别、年龄、检查名称、药名、放射性活度、剂量、给药时间、给药方法

↓

按程序配药后待用

↓

核对患者姓名，嘱患者服下^{131}I液后，再次涮杯冲服，将纸杯轻放投入放射防护垃圾内，告知患者离开路线

↓

用放射性沾污仪测量室内地面、操作台面、防护服有无污染。两名护士共同锁门退出高活室，脱下防护服

↓

操作后再次核对患者姓名、性别、年龄、药名、放射性活度、剂量、给药时间、给药方法

↓

填写口服^{131}I患者登记本

【注意事项】

(1)嘱患者提前2~3周停止服用影响甲状腺摄取 ^{131}I 的药物和忌食含碘食物。

(2)嘱患者服 ^{131}I 后短期内可能会出现甲亢症状加重现象,应及时与医师沟通,预防甲状腺危象的发生。

26　^{131}I 甲状腺癌治疗操作规程

【目的】

遵医嘱给予分化型甲状腺癌术后患者剂量准确的放射性 ^{131}I 药物治疗。

【准备】

(1)护士:仪表符合要求,衣帽整洁、洗手、戴口罩、穿隔离衣、佩戴防护装备、戴双层手套。

(2)患者:了解治疗目的,并在知情同意书上签字,了解服 ^{131}I 注意事项:①治疗之前禁食含碘的食物及影响甲状腺摄取 ^{131}I 的药物2~3周;②治疗前至少禁食2小时;③口服 ^{131}I 液时防止呛咳、外溅到一次性杯以外,服完后将纸杯轻放入放射性垃圾桶内;④治疗后2小时禁食,适量饮水,含服酸性食物,不要按压甲状腺。

(3)环境:通风整洁,操作环境无杂物。

(4)物品:一次性塑料手套,一次性橡胶手套,放射性垃圾桶,防护设备,放射性沾污仪鞋套,纸杯,放射性 ^{131}I 药物,0.9% 氯化钠溶液,矿泉水,吸水纸。

【评估】

评估患者的年龄、病情、意识状态及营养状况,心理状态及配合程度,了解患者吞咽是否正常等。

【操作程序】

核对医嘱、患者姓名、性别、年龄、药名、剂量、给药时间、给药方法，放射性药物种类、活度、有效期

↓

术者洗手，戴口罩、帽子，穿鞋套、穿隔离衣、戴双层橡胶手套，穿戴防护设备，两名护士共同开锁进入高活室，用放射性沾污仪测量室内地面、操作台面、防护服有无污染

↓

打开所使用的仪器设备，检查是否正常运行，检查管路连接是否完好，0.9%氯化钠溶液、矿泉水是否需要更换

↓

根据医嘱核对患者姓名、性别、年龄、检查名称、药名、放射性活度、剂量、给药时间、给药方法

↓

按程序配药后待用

↓

核对患者姓名，嘱患者服下^{131}I液后，再次涮杯冲服，将纸杯轻放投入放射防护垃圾内，告知患者离开路线

↓

用放射性沾污仪测量室内地面、操作台面、防护服有无污染。两名护士共同锁门退出高活室，脱下防护服

↓

操作后再次核对患者姓名、性别、年龄、药名、放射性活度、剂量、给药时间、给药方法

↓

填写口服^{131}I患者登记本

【注意事项】

(1)嘱患者提前2~3周停止服用影响甲状腺摄取^{131}I的药物,并忌食含碘丰富的食物。

(2)操作过程中动作平稳,防止^{131}I液外溅。一旦出现药液外溅、环境污染等情况,请参照放射性污染应急预案(详见附录)相关内容进行处理。

(3)嘱患者服^{131}I时要减少药液在口腔中存留时间(使用吸管效果较好),服后多次漱口一并咽下。

27　^{90}Sr-^{90}Y敷贴治疗操作规程

【目的】

利用放射性核素作为外照射源,射线对病灶产生电离辐射生物效应,抑制和破坏病变组织,达到治疗目的。

【准备】

(1)护士:衣帽整洁,洗手,戴口罩,佩戴有效的个人防护装备,如戴有机玻璃眼镜或面罩和尽量使用远距离操作工具。

(2)患者:了解治疗目的,并在知情同意书上签字,告知患者疗效及可能出现的不良反应。

(3)环境:通风整洁,无杂物,贴敷治疗室符合卫生防护要求。

(4)物品:贴敷器,防护设备,放射防护垃圾桶,治疗盘,医嘱单,治疗记录卡。

【评估】

评估患者的年龄、病情、意识等一般情况,了解患者心理状态、配合程度及病变部位的皮肤状况等。

【操作程序】

```
操作前宣教，建立治疗记录卡，
签署核素贴敷治疗知情同意书
```

```
洗手、戴口罩，佩戴防护设备、戴手套；备齐物品
至治疗室，核对患者基本信息，准备合适的贴敷器
（须二人核对）
```

```
协助患者取合适的体位，暴露病变部位，
将一张玻璃纸紧贴病变部位
```

```
选择照射视野，以病损区周边放宽5mm为界（面部
以1mm为宜），把贴敷器与病变部位紧密贴紧，适
当固定，以防移位，进行照射，并选用3mm厚的橡皮
屏蔽保护病变周围的正常皮肤或组织；如面积较大，
可分割若干视野，依次照射
```

```
密切观察皮肤变化，若出现红肿、灼热，应停止治疗；
贴敷治疗需精准计时，以保证治疗剂量的准确性
```

```
治疗结束需详细记录并存入治疗档案，贴敷器收回存
放于专用保险柜（须二人核对），并由专人负责使用
登记和保管
```

```
治疗后宣教：告知患者保持病变处清洁、干燥，着柔
软衣服，床单整洁无褶皱，以免病变处磨损破溃，注
意婴幼儿切勿抓伤病变处，保持皮肤完整。治疗过程
中，如患儿高热，需暂停贴敷治疗，并通知医师
```

【注意事项】

(1)需加强营养,提高机体抵抗力,忌食油腻、辛辣煎炸食品,患者保持良好的心态。

(2)治疗期间保持病变处皮肤清洁、干燥,避免热水烫洗、挠抓,着柔软衣服,床单整洁无褶皱,以免病变处磨损破溃,尤其是禁止洗澡、搓澡及使用碱性洗澡液,对已照射的局部皮肤要避免摩擦。

28　氯化锶[^{89}Sr]骨转移治疗操作规程

【目的】

遵医嘱给予骨转移癌患者剂量准确的 $^{89}SrCl_2$ 药物治疗。

【准备】

(1)护士:仪表符合要求,衣帽整洁、洗手、戴口罩、穿隔离衣、佩戴防护装备、戴双层手套。

(2)患者:核对患者基本信息,告知患者 $^{89}SrCl_2$ 治疗的目的、给药方法,解除患者疑虑,争取患者配合。

(3)环境:单人病房,通风整洁,操作环境无杂物,温湿度适宜。

(4)物品:治疗车、$^{89}SrCl_2$、注射盘内放棉签、聚维酮碘溶液、止血带、输液贴、刀片、一次性输液器和注射器、弯盘。一次性橡胶手套,放射防护垃圾桶,防护设备,放射性沾污仪,鞋套,0.9% 氯化钠溶液。

【评估】

评估患者年龄、病情、生命体征、意识、营养状况、运动能力、心理状态及配合程度、穿刺部位。患者无妊娠、哺乳,无明显脊柱压迫或病理性骨折。

至少在 4 周内未经放化疗,患者预期生存期至少大于 3 个月。

【操作程序】

核对医嘱、患者姓名、性别、年龄、药名、剂量、给药时间、给药方法

↓

操作者洗手、戴口罩、帽子、穿鞋套、穿隔离衣、戴双层橡胶手套，穿戴防护设备，两名护士共同开锁进入高活室，用放射性沾污仪测量室内地面、操作台面、防护服有无污染

↓

两名护士共同开保险箱取出$^{89}SrCl_2$药物、共同检查药物有效期、性状

↓

无菌操作原则下抽取药液，套好针帽放入铅盒内，另取一支注射器抽取5ml 0.9%氯化钠溶液注入$^{89}SrCl_2$药瓶内充分摇匀后抽出套好针帽放入铅盒内。另取一瓶100ml 0.9%氯化钠溶液，插入输液器放入治疗盘内

↓

用放射性沾污仪测量室内地面、操作台面、防护服有无污染

↓

携需用物品至病房，请除患者外的所有人员暂时退出病房。微笑与患者简单交流

↓

核对医嘱、患者姓名、性别、年龄、药名、剂量、给药时间、给药方法

↓

常规0.9%氯化钠溶液开路，确认通畅后缓慢静注备好的$^{89}SrCl_2$药物，再将铅盒内备好的5ml 0.9%氯化钠溶液缓慢静注。继续接输0.9%氯化钠溶液，静点20ml以上再拔针

↓

整理物品，将注射器、头皮针投入放射防护垃圾桶内

↓

用放射性沾污仪测量床单位、治疗车表面、防护服有无污染。脱下手套投入放射性垃圾桶内，脱隔离设备、防护服，洗手

↓

记录患者姓名、药名、给药时间、剂量、患者情况等

【注意事项】

(1)抽取药物过程中应带瓶排气,防止药液滴落。

(2)缓慢静脉注射药物过程中,如果患者有恶心、呕吐、发热等不适症状时需暂停注药,待症状消失后继续注射。

(3)若患者对病情不了解,护士要尊重家属意见,回避相关讲解。但是,要向家属告知清楚。

29 锝[^{99}Tc]亚甲基二膦酸盐(云克)治疗操作规程

【目的】

遵医嘱准确注射锝[^{99}Tc]亚甲基二膦酸盐(云克)药物治疗。

适应证:类风湿关节炎等自身免疫性疾病及骨科疾病(详见药品说明书)。

临床上用于治疗类风湿关节炎、银屑病关节炎、强直性脊柱炎、骨关节炎、痛风、骨质疏松、大骨节病、恶性肿瘤骨转移、无菌性股骨头坏死以及甲亢伴浸润性突眼等(详见《中华人民共和国药典·临床用药须知·化学药和生物制品卷·2010年版》)。

禁忌证:过敏体质(特异质),血压过低,妊娠妇女及哺乳期妇女,严重肝、肾功能不良患者。

不良反应:偶见皮疹,注射局部红肿、静脉炎、食欲缺乏、乏力、月经增多,罕见全身水肿;严重时需停药处理。

【准备】

(1)护士:仪表符合要求,衣帽整洁、洗手、戴口罩。

(2)患者:核对患者基本信息,告知患者锝[^{99}Tc]亚甲基二膦酸盐(云克)治疗的目的、给药方法,解除患者疑虑,争取患者配合。

(3)环境:通风整洁,无杂物,温湿度适宜。

(4)物品:锝[^{99}Tc]-亚甲基二膦酸盐(云克),注射盘内放治疗巾、棉签、聚维酮碘溶液、止血带、输液贴、剪刀、一次性输液器或注射器、弯盘、锐器盒。

【评估】

患者病情、生命体征、意识状况、运动能力、合作程度、过敏史、穿刺部位等。

【操作程序】

核对医嘱、患者姓名、性别、年龄、药名、剂量、给药时间、给药方法

↓

操作者洗手、戴口罩

↓

认真检查锝［^{99}Tc］亚甲基二膦酸盐(云克)、无菌物品有效期及包装有无破损，并观察药液性状

↓

无菌操作原则下，用注射器将锝［^{99}Tc］亚甲基二膦酸盐（云克）中A剂5ml抽出，加入到B剂瓶中，将药物充分振荡使冻干物完全溶解，室温静置5分钟，抽取后注射入0.9%氯化钠注射液中，携用物至床旁

↓

查对患者姓名、性别、年龄、药名、剂量、浓度、给药时间、给药方法

↓

根据医嘱按照静脉输液或静脉注射的操作步骤给药

↓

根据患者病情取合适体位，清理物品，洗手

↓

记录患者姓名、给药时间、剂量、患者情况等

↓

查对患者姓名、性别、年龄、药名、剂量、浓度、给药时间、给药方法

【注意事项】

(1)本品如发生变色或沉淀,应停止使用。

(2)心功能不全者慎用。

(3)严重肝、肾功能不良患者用药参考标准:

1)肝功能:①谷丙转氨酶或谷草转氨酶 <2 倍,无须处置;②谷丙转氨酶或谷草转氨酶在 2~5 倍,可保肝治疗 + 云克,密切监测肝功能;③谷丙转氨酶或谷草转氨酶 >5 倍,禁用。

2)肾功能:血肌酐高于正常值,禁用。

(4)不能与双膦酸盐药物同时使用。

(5)临床输液中应避免与其他药物同时应用,如需连续输液,换液时必须使用生理盐水冲管。

贮藏:室温下、避光保存。

30 ^{125}I 粒子治疗操作规程

【目的】

放射性 ^{125}I 粒子植入治疗是将具有包壳的放射性核素直接埋入肿瘤组织内,通过核素持续释放射线使肿瘤细胞死亡,以达到治疗目的。

【准备】

(1)护士:仪表符合要求,佩戴必要的防护装备。

(2)患者:了解治疗目的及各种风险,并在知情同意书上签字,告知患者需在术前、术中、术后的配合方法及重要性,术前做好个人卫生等准备。

(3)环境:病房通风整洁,保持适宜的温湿度,具备必要的防护设施。

(4)物品:①术前:签署知情同意书,完善病历资料,准备术中、术后所需物品;②术后:根据医嘱及时准备好各种药物及其他物品,准备必要的防护装备。

【评估】

评估患者的年龄、病情、配合情况、自理能力、心理状况、既往史及生命体征等,评估手术部位的皮肤情况。

【操作程序】

术前：热情接待新患者，入院宣传教育，确认手术医嘱

↓

核对患者姓名、性别、年龄、诊断、手术方式、手术部位，确认完善各项常规检查

↓

评估患者的心理状况及一般情况，予以心理支持，建立稳定的心理状态

↓

宣教手术的相关知识；做好术前准备（如手术部位皮肤的准备、备血、皮试、胃肠道准备、导尿等）

↓

做好术中所需物品的准备，按医嘱术前用药，整理床单位，准备各种术后用物

↓

术后：迎接患者，给予合适的体位，正确处理术后医嘱，观察生命体征、意识、伤口及各种引流装置

↓

了解术中情况，评估伤口疼痛情况，注意保暖，防止意外，给予心理支持

↓

密切观察生命体征、意识、伤口等变化；观察有无粒子脱落，并做好回收工作

↓

协助或指导做好各种基础护理，预防并发症发生（如出血、感染、穿孔、气胸、粒子移位及肺栓塞等）

↓

术后健康宣教，做好防辐射护理，定期随访

【注意事项】

（1）需加强营养，提高机体抵抗力，忌食油腻、辛辣、煎炸食品，患者保持良好的心态。

（2）保持穿刺部位皮肤清洁、干燥。

（3）2个月内避免近距离接触儿童和妊娠妇女。

护理常规

31 ^{131}I甲状腺功能亢进症治疗护理常规

格雷夫斯甲状腺功能亢进症（Graves甲亢）是甲状腺毒症最常见的一种类型，约占临床甲亢患者的80%。Graves甲亢的临床常规治疗方法有抗甲状腺药物治疗、外科手术治疗和 ^{131}I治疗。 ^{131}I治疗具有疗效好、方法简单、不良反应小、费用低等优点，已被越来越多的临床医师和患者所接受。

【治疗原理】

甲状腺组织具有高度选择性摄取和浓聚 ^{131}I的能力， ^{131}I参与甲状腺激素的合成。Graves甲亢时，亢进的甲状腺组织摄取和浓聚 ^{131}I的能力增强，为甲状腺组织所吸收发挥内照射治疗作用，达到治疗Graves甲亢的目的，同时 ^{131}I衰变发射的β射线在组织内射程短（平均1mm，最长2.2mm），而对周围器官的损伤很小。

【观察要点】

（1）观察患者甲状腺功能亢进的表现：怕热、多汗、神经过敏、易激动、紧张、焦虑、注意力不集中、伸舌和双手向前平伸时有震颤；心率增快，严重者心律失常，心力衰竭；食欲亢进，消瘦，大便频繁甚至慢性腹泻。肌无力、肌萎缩，部分患者有轻度贫血，白细胞计数偏低。女性月经稀少、闭经，部分男性有阳痿症状。

（2）观察患者甲状腺肿大程度：呈弥散性对称性肿大，听诊可闻及震颤和杂音。不能看出肿大，但能触及者，为Ⅰ度；能看到肿大，又能触及，但在胸锁乳突肌以内者，为Ⅱ度；超过胸锁乳突肌外缘者，为Ⅲ度。

（3）观察患者眼部体征：突眼征分为非浸润性及浸润性突眼。

1）非浸润性突眼：①眼球向前突出，突眼度 ≤ 18mm；②瞬目减少；③上眼睑挛缩，睑裂增宽；④上睑后缩，下视时上睑不能随眼球下移;⑤集合反射减弱,双眼聚合不良等。

2)浸润性突眼:眼球后水肿,突眼度>18mm,患者主诉怕光、复视、视力减退,眼球充血、水肿、感染,重则失明。

(4)观察患者口服 ^{131}I 后症状:有无乏力、食欲差、恶心、皮肤瘙痒、甲状腺肿胀等症状。突眼患者的突眼症状是否加重。个别病情严重的患者或服 ^{131}I 后并发感染患者,是否有甲状腺危象的发生,是否出现一过性或永久性甲状腺功能减退。

甲状腺危象:体温 ≥ 39℃,心率 ≥ 140 次 /min;恶心、畏食、呕吐、腹泻、大汗、休克;神情焦虑、烦躁、嗜睡或谵妄、昏迷;可合并心力衰竭、肺水肿等。

甲状腺功能减退:水肿、记忆力减退、心率减慢、畏食、腹胀、便秘、乏力、女性月经量多、畏寒。

【护理要点】

(1)口服 ^{131}I 前准备:

1)确认患者已经提前 2~3 周停止服用影响甲状腺摄取 ^{131}I 的药物和忌食含碘食物,嘱患者注意休息,预防感染。

2)遵医嘱协助患者进行相关检查。

3)向患者介绍口服 ^{131}I 治疗的目的、优点及具体操作过程,减少患者恐惧心理,稳定患者情绪。

4)嘱患者口服 ^{131}I 前、后 2 小时禁食,准备矿泉水,可适当准备酸性食物或水果。

5)检查患者是否能正常吞咽,询问患者是否做好服药准备。

(2)口服 ^{131}I 中护理:

1)双人核对医嘱、患者信息、^{131}I 剂量。

2)嘱患者服药时拿稳服药口杯,避免药物外溅。

3)服药时减少药物在口腔内存留的时间,服完后多次用温水涮杯、漱口,一并喝下,服药口杯投入指定放射防护垃圾桶内。

(3)口服 ^{131}I 后护理:

1)口服 ^{131}I 后留观至少 2 小时。2 小时内患者可适量饮水,禁食固体食物,防止呕吐。如患者主诉恶心,护士应立即提供放射垃圾储存袋(红色),患者如呕吐,需用放射垃圾储存袋接好呕吐物,将呕吐物袋封好,放入放射防护垃圾桶内。

2)2小时后患者可进餐,咀嚼酸性食物或含服维生素C,以促进唾液分泌。

(4)居家指导:

1)1个月内仍需低碘饮食。嘱患者进高蛋白、高热量、高维生素饮食,多吃新鲜蔬菜与水果。保证足量饮水,禁用兴奋性饮料及烟酒。

2)嘱患者多休息,避免过度劳累,避免精神刺激,保持情绪稳定。口服 ^{131}I 后几天内可出现一过性甲亢症状加重,一般 1~2 周后可逐渐缓解,嘱患者不必紧张。

3)避免到人员密集场所,注意个人卫生,注意保暖,预防感染。

4)嘱患者如出现大汗、发热、严重呕吐和 / 或腹泻、烦躁不安、心率 >140 次 /min,立即到附近正规医院就诊。

5)口服 ^{131}I 后,忌按压甲状腺局部。

6)突眼患者注意保持眼部卫生,外出时佩戴深色墨镜,经常用仿泪液眼药水湿润眼部,睡前涂用保护性眼膏。双眼不能完全闭合者睡前可用 0.9% 氯化钠溶液浸润纱布遮盖眼部,休息时抬高头部。

7)口服 ^{131}I 后 1 周内患者如厕后冲水 2 次,防止外溅,便后应用卫生纸擦干,并将卫生纸冲入下水道中。使用专用牙具、餐具。独立房间睡眠,避免与他人近距离长时间接触。与他人保持 1m 以上的距离。避免与妊娠妇女和儿童接触。

8)育龄男、女性患者半年内需要避孕,哺乳期患者停止哺乳。

9)遵医嘱按时复查。按医嘱定时复查。一般口服 ^{131}I 后 3 个月、半年、1 年复查,以后每 2 年复查 1 次。同时嘱患者如出现大汗、发热、严重呕吐和 / 或腹泻、烦躁不安、心率快,立即到附近正规医院就诊。

32　^{131}I甲状腺癌治疗护理常规

甲状腺癌是头颈部比较常见的恶性肿瘤,其中 90% 为分化型甲状腺癌(differentiated thyroid cancer,DTC)。DTC 的治疗多采用手术 +^{131}I 治疗 + 甲状腺激素的综合治疗方案。^{131}I 治疗为重要的组成部分。

【治疗原理】

手术后残留甲状腺组织和甲状腺癌转移灶能摄取 ^{131}I,^{131}I 衰变发射的 β 射线在甲状腺组织内发挥内照射治疗作用,可去除 DTC 术后残留的甲状腺组织,也可消除隐匿的微小 DTC 病灶,降低 DTC 的复发率和转移发生的可能性。

【观察要点】

(1)口服 ^{131}I 前观察:

1)患者的体温、脉搏、呼吸、血压和脖围。

2)患者甲状腺功能减退的表现,如水肿、记忆力减退、心率减慢、畏食、腹胀、便秘、乏力、女性月经量多、畏寒。

3)观察患者的心理状态,是否有焦虑、恐惧等。

(2)口服 ^{131}I 后观察:

1)患者的体温、脉搏、呼吸、血压和脖围。

2)胃肠道症状,部分患者表现为腹胀、畏食、恶心、便秘等,重者出现呕吐、腹痛。

3)唾液腺肿胀、疼痛。

4)咽喉部肿痛,声音嘶哑。

5)乏力、记忆力减退,反应迟钝。

6)观察患者的心理状态,是否有焦虑、孤独、恐惧等。

【护理要点】

(1)入院前准备:预约入院,与责任护士见面并互留联系方式。责任护士提醒患者停用甲状腺激素如甲状腺片或 L-T$_4$ 3 周以上,低碘饮食 2 周以上。入院前 1 周电话确认患者是否能如期入院,并嘱其携带好必备物品。

(2)入院护理:

1)责任护士协助患者办理入院手续,根据医嘱安排患者入院检查,制订检查流程,向患者介绍病房、医疗区环境及出入院路线。

2)患者服用 ^{131}I 后体内含有大量射线,为了减少对他人不必要的辐射,病房内原则上禁止陪护。治疗期间医护人员会随时关注患者情况,指导正确测量生命体征和脖围,如患者有特殊要求,可随时与医护人员联系。

3)患者住院期间仍需低碘饮食,医院食堂使用无碘食盐集中为患者配送三餐。

4)病房内电器较多,需注意用电安全。

5)洗浴室内安装有扶手,嘱咐患者自备防滑拖鞋,避免跌倒。

(3)口服 ^{131}I 时护理:

1)口服 ^{131}I 前确定是否完成各项辅助检查,签署 ^{131}I 治疗知情同意书。

2)必要时服药前半小时遵医嘱给予预防用药甲氧氯普胺 10mg 肌内注射。

3)服药时严格查对制度,双人核对医嘱无误后给药。

4)患者在服药室内服药,小心取药,防止药物外溅,口服时要尽量减少药物在口腔内的存留时间,服药后多次用温水涮杯、漱口,一并喝下,将一次性服药口杯投入放射防护垃圾桶内。

5)患者服药前 2 小时禁食,2 小时后方可进食固体食物,预防呕吐。在服药后,应尽量避免咳嗽、咳痰,以防 ^{131}I 流失。

6)患者刷牙、漱口水时应吐到水池内;男性患者小便时应取坐式,避免尿液飞溅;便后应用卫生纸擦干,并将卫生纸冲入下水道中。

7)服药前、后均进行给药窗口、地板表面污染监测并记录。

(4)隔离期间护理:

1)护士应随时监控患者病情变化,如体温、脉搏、呼吸、血压和脖围情况。随时进行电话沟通。

2)每日 2 次监测患者体内辐射数值。

3)嘱患者多饮水,加快机体代谢,及时排空膀胱,以减少泌尿系统辐射损伤。

4)询问患者有无咽喉部肿痛、唾液腺区域肿胀等症状,嘱患者多做咀嚼运动,含服酸性食物或维生素 C,以促进唾液腺分泌,减少唾液腺损伤。

5)询问患者进食情况,有无腹胀、恶心、呕吐等不适。如有不适,遵医嘱给予处置。

6)了解患者排便情况,要求患者每日至少大便 1 次,如有便秘情况发生,遵医嘱给予促排便措施。嘱患者适当活动,进食蔬菜、水果等粗纤维食物,以促进排便。

7)指导提醒患者按时服用甲状腺制剂及其他辅助用药。

8)告知患者切勿用手按压甲状腺部位。

9)嘱患者注意保暖。严密观察患者生命体征。观察患者有无病情变化。如患者出现呼吸困难等喉头水肿症状,立即通知医师,遵医嘱给予对症处置。

10)心理护理:主动与患者电话交流,解答患者疑问,满足患者的合理要求,解除患者思想负担,使患者保持稳定的情绪,积极配合治疗。

11)隔离治疗期间工作人员按时清理医疗区公共区域内垃圾,患者需将生活垃圾放置在指定地点。

(5)出院护理:

1)卫生与公共防护:体内的射线会随时间不断衰变减少,出院后 1 周内尽量避免在人群密集处逗留;与亲属或陪同者共同出行时间应小于 6 小时;尽量与他人保持1m 以上距离;与其他家庭成员分房间睡觉;使用专用餐具,用后彻底清洗;多饮水,如厕后冲水 2 次,并将卫生纸冲入厕所下水道中;尽可能每天淋浴,使用专用牙具、毛巾。出院后 1 个月内请勿与妊娠妇女及儿童长时间、近距离接触。

2)服药指导:指导患者遵出院医嘱坚持正确服用甲状腺激素,勿擅自停药或增减剂量。

3)饮食指导:服用 ^{131}I 后需禁食高碘食物 1 个月,以免影响药物的吸收和利用。常见高碘食物有海鲜、海鱼、海带、紫菜、贝类等海产品。

4)休息与运动指导:告知患者出院后注意休息,避免劳累,预防感冒;合理搭配饮食;调整心态,保持乐观;适当运动,增强体质。

5)生育安全指导:^{131}I治疗后,为保证生育安全,女性须避孕1年,男性须避孕半年,哺乳期患者停止哺乳。

6)患者体内的^{131}I主要通过尿液、粪便排出体外,唾液中含有少量^{131}I,住院期间所用物品(除牙刷、牙膏外)如未被唾液、尿、便等排泄物污染,出院后可以正常使用。贴身衣物单独存放3个月自然衰变后,也可正常清洗、穿着。

7)遵医嘱按时复查:指导患者遵医嘱按时复查,并告知医护人员会定期对患者进行随访,请患者配合。

33　^{90}Sr-^{90}Y 血管瘤治疗护理常规

皮肤血管瘤(hemangioma)属先天性疾病,据统计,75%的病例于出生时出现,其余多在婴儿或儿童期发现,少数发生在成年期。该病系由过度生长的新生血管所组成的血管组织良性肿瘤,多位于皮肤表面。根据皮肤血管瘤不同的临床表现,通常分为毛细血管瘤、鲜红斑痣、海绵状血管瘤和混合型血管瘤。

【治疗原理】

毛细血管瘤经β射线照射对病灶产生电离辐射生物效应,使血管壁退缩,最终使微血管闭塞而痊愈。

【观察要点】

(1)治疗前注意观察患者生命体征、心理状态、教育需求、治疗依从性以及血管瘤的大小、深度、部位和性质等状况;并检查患处皮肤,有破损或感染时,暂不能敷贴治疗。

(2)治疗中注意观察屏蔽物及敷贴器有无移位,皮肤有无红肿、灼热等其他不适。

(3)治疗后观察有无皮肤炎症反应(如瘙痒、烧灼、胀痛、色素加深、鳞屑脱落、皮肤干燥、裂纹或水疱等)。

【护理要点】

(1)护士应了解血管瘤的类型,协助患者在治疗知情同意书签字,做好治疗前的宣教及心理指导。

(2)做好放射治疗的环境准备,准备好有效的个人防护设备,治疗室符合卫生防护要求,严格做好放射性物品的保管工作以及衰变的校正,定期检查其放射性。

(3)确认医嘱并二人核对,物品准备齐全;治疗时做好病变周围的屏蔽及防辐射工作,并精确计时。

(4)加强不良反应的观察,有无皮肤炎症反应等情况,及时给予疗效的评定。一旦发生湿性皮炎,必须停止照射,并嘱患者保持局部卫生,防止感染,遵医嘱必要时抗感染治疗。治疗过程中,如患者高热,需暂停敷贴治疗,并通知医师。

(5)做好治疗记录,定期随访,确定是否彻底治愈,是否需要巩固治疗。

【健康宣教】

(1)需加强营养,提高机体抵抗力,忌食油腻、辛辣煎炸食品;患者保持良好的心态。

(2)治疗期间保持病变处皮肤清洁、干燥,避免热水烫洗、挠抓,着柔软衣服,床单整洁无褶皱,以免病变处磨损破溃,尤其是禁止洗澡、搓澡及使用碱性洗澡液,对已照射的局部皮肤要避免摩擦。

34　氯化锶[^{89}Sr]骨转移治疗护理常规

骨骼是除肺和肝以外,恶性肿瘤最常见的转移部位,其发病率为原发恶性骨肿瘤的 35~40 倍。顽固性骨痛是骨转移癌患者最常见和最难以解决的问题。

【治疗原理】

^{89}SrCl$_2$ 是亲骨性放射性药物,静脉注射后于骨病灶中浓聚,利用其衰变所产生的 β 射线对病灶进行低剂量率的持续照射治疗,可直接杀伤肿瘤细胞或诱导细胞凋亡,达到缓解疼痛、提高生活质量的目的。

【观察要点】

(1)入院后根据护理等级测量生命体征,密切观察患者的意识变化。意识状态分为清醒、嗜睡、意识模糊、昏睡、昏迷。观察患者的食欲和睡眠状况。

(2)根据世界卫生组织(World Health Organization, WHO)疼痛分级标准,判断患者疼痛程度。0 级,无疼痛;

Ⅰ级(轻度),有疼痛,但可忍受,生活正常,睡眠无干扰;Ⅱ级(中度),疼痛明显,不能忍受,要求服用镇痛药物,睡眠受干扰;Ⅲ级(重度),疼痛剧烈,不能忍受,需要镇痛药物,睡眠受到严重干扰,可伴有自主神经紊乱或被动体位。了解患者日常应用止痛药的情况。

(3)主动向患者家属了解患者本人对病情的知晓程度,尊重家属意见与患者沟通。了解患者的心理状态,患者的5个心理反应为否认期、愤怒期、协议期、犹豫期、接受期。

(4)观察患者的营养状况,了解患者是否有骨折等并发症,根据 Barthel 指数评定量表确定患者自理能力等级。

(5)密切观察患者注射 $^{89}SrCl_2$ 时和注射后的病情变化。部分患者出现:①恶心、呕吐;②腹泻或便秘;③蛋白尿、血尿;④皮肤红斑或皮疹;⑤脱发;⑥发热或寒战;⑦过敏所致的支气管痉挛;⑧治疗后最初几天内少数患者发生骨折加重(闪烁现象)持续2~5天,治疗1个月后部分患者出现血液系统改变。

(6)治疗后骨痛反应的评价标准:Ⅰ级,所有部位的骨痛完全消失;Ⅱ级,25%以上部位的骨痛消失或骨痛明显减轻,必要时服用少量的止痛药物;Ⅲ级,骨痛减轻不明显或无任何改善。

【护理要点】

(1)治疗前准备:①停用化疗或放疗至少6周;②引领患者做好治疗前的各项检查;③详细记录患者年龄、性别、体重、身高、诊断及知情同意书等;④预期寿命短于4周者不考虑用放射性药物治疗。

(2)基础护理:患者为恶性肿瘤晚期,对于消瘦体弱、处于恶病质状态、自理能力中度或重度依赖的患者,责任护士给予细心的照顾,尊重患者的能力,在安全的前提下鼓励患者做力所能及的事情,时刻不忘给予患者病情好转的希望。鼓励患者进高热量、高维生素、易消化饮食。做好皮肤护理、口腔护理、会阴护理等基础护理工作。重视患者肌肉、关节的功能锻炼。对于自理能力轻度依赖的患者给予陪伴,协助其日常生活,鼓励其战胜疾病。加强对患者的安全保护,预防跌倒、大幅度运动等造成的骨折。

(3)心理护理:患者在 $^{89}SrCl_2$ 注射治疗前已经历了许多心理磨砺,医护加强与患者沟通,观察、了解患者的心理状态,针对不同患者的心理状态给予不同的护理措施。①否认期:视其心理情况,适当回避讨论患者病情;②愤怒期:主动关心患者,并提供发泄途径,尽最大能力满足患者;③协议期:"讨价还价期",此时愤怒暂停,有利于患者的病情,所以此时更应给予充分的关心,认真观察病情,加强护理措施的实施;④忧郁期:忧郁是正常的,所以应允许其根据自身需要发泄;⑤接受期:此时患者对自己的死亡有所准备,医护人员仍应以最大的能力进行救治,但也要尊重患者的信仰,与患者谈话要保持语言的亲切。尽可能提高患者生活的舒适度。对患者及家属的疑问给予详细解答。患者的疼痛程度除个人对疼痛的感知程度不同外,还与抑郁、焦虑等不良情绪有关。医护人员高度重视排解患者不良情绪的工作,这对患者非常重要。

(4)疼痛护理:①根据患者疼痛程度遵医嘱给予镇痛药物,详细记录用药的剂量和频次。②采用物理止痛法,可根据刺激四周皮肤或相对应的健侧达到止痛的目的。刺激方法可采用按摩、擦清凉止痛药等。③尽量协助患者采取舒适体位,减少不适。对于骨痛程度较轻的患者丰富其业余生活,以分散注意力,减轻对疼痛的感知。

【健康宣教】

(1)药物在患者体内发射 β 射线,射程约 3mm,故医护人员及家属无须特殊防护。残留在血液中的药物及药物代谢产物多数从尿中排出,少数从便中排出,故需多饮水,勤排尿,进食适量粗纤维食物以促进排便。对于可自行到卫生间排便的患者,便后要多次冲洗便池,清洗会阴部,洗手。对于小便失禁的患者,可留置导尿管。床上大、小便的患者要收集好排泄物,将其倒入厕所下水道中,清洗会阴,反复冲洗便器、便池。

(2)加强患者营养,多进食高蛋白、高热量、易消化食物,以增强患者抵抗力,减少患者到公共场所的次数,加强个人卫生及防护,预防感染。

(3)加强患者的安全保护,避免患者突然做大幅度动作,预防骨折。如遇突发事件,及时就医。

35　^{125}I 粒子治疗护理常规

放射性 ^{125}I 粒子植入治疗属于近距离放射治疗范畴,是将具有包壳的放射性核素直接埋入肿瘤组织内,通过核素持续释放射线使肿瘤细胞死亡,以达到治疗目的。

【治疗原理】

^{125}I 放射性粒子是将吸附有 ^{125}I 的银棒装在钛管中,两端用非熔化极惰性气体钨极保护焊(tungsten inert gas welding, TIG)技术焊接的密封源,半衰期为 59.4 天,为 β 射线,能量为 27keV,其能量低、穿透距离较短,根据反平方定律,较大的距离,剂量下降迅速,80% 被 1cm 内组织吸收,其铅的半价层为 0.025mm,用 0.1mm 的铅使其放射性减少至 1%,故不需要特殊防护。其治疗优势在于:放射性粒子局部长期持续释放低剂量率的 β 射线照射治疗,局部能够获得足够高的剂量,具有在靶组织外短距离内剂量迅速衰减和深部剂量很低的特点,使肿瘤细胞停滞于静止期并不断地消耗肿瘤干细胞,使其失去繁殖能力,从而得到治疗的效果。

【观察要点】

(1)治疗前注意观察生命体征、心理状态、教育需求、治疗依从性以及肿瘤的大小、部位和性质等状况。

(2)注意观察有无因穿刺误入血管引起的组织栓塞及出血、有无误入放射区内空腔脏器、吻合口瘘等。

(3)治疗后观察生命体征、意识、伤口及各种引流装置;有无并发症的发生,评估伤口疼痛情况,按医嘱及时、正确地使用止痛剂。观察有无粒子脱落情况,并规范、及时地做好回收工作。

【护理要点】

(1)护士应准备好有效的防辐射设备,了解病情,协助患者在知情同意书上签字,做好治疗前的宣教及心理指导。

(2)做好病房的环境准备,以及患者术前个人卫生,做好心理护理。

（3）确认医嘱,准确执行术前医嘱,物品准备齐全。

（4）术后协助安置舒适的体位,及时、准确地执行医嘱,严密观察生命体征及意识、伤口及各种引流装置。

（5）注意保暖,防止意外,加强营养。

（6）评估伤口疼痛情况,及时、准确地执行医嘱,予以心理支持。

（7）协助或指导各种基础护理,预防并发症发生(如出血、穿孔、瘘、感染、粒子移位、气胸和肺栓塞等)。

（8）做好防辐射护理,观察有无粒子脱落,并做好回收工作(嘱患者如有粒子由体内掉落,用镊子将粒子夹取到玻璃小瓶或铝制小瓶,盖紧瓶盖,立即送回医院)。

【健康宣教】

（1）需加强营养,提高机体抵抗力,忌食油腻、辛辣煎炸食品;保持患者良好的心态。

（2）保持穿刺处皮肤清洁、干燥。

（3）2个月内避免近距离接触儿童和妊娠妇女。

护理宣教

36　^{131}I 甲状腺功能亢进症治疗护理宣教

【口服 ^{131}I 前宣教】

（1）饮食宣教：指导患者 3 周前停止服用含碘药物和忌食含碘食物，不进行影像 CT 增强使用碘对比剂扫描检查。嘱患者注意休息，适当多饮水，加强营养，避免剧烈运动，保证充足睡眠，预防感染。

（2）辅助检查的指导：向患者介绍检查项目的名称、检查目的及检查的配合工作，交代检查前、后注意事项。

（3）心理辅导：向患者讲解 ^{131}I 治疗的目的、优点、操作步骤与注意事项、可能发生的不良反应，介绍以往治愈成功的案例，以减轻患者焦虑、恐惧心理，稳定患者情绪，使其以良好的心态积极配合治疗。

（4）发放宣传资料：向患者与家属发放有关治疗甲亢知识的宣传资料，让患者及家属了解整个治疗过程，提高服药治疗的依从性与配合度，做好防护工作。

（5）指导空腹服药：指导患者口服 ^{131}I 前 4~6 小时禁食，准备矿泉水，可适当准备酸性食物或水果。

（6）询问患者是否能正常吞咽，并指导做好服药准备。

【口服 ^{131}I 中宣教】

（1）防止药物外溅：讲解药物全剂量服用才能达到治疗效果的重要性。指导患者服药时务必拿稳服药口杯，避免药物外溅。

（2）指导服药的有效性：指导服药时做到一过性吞服、吞尽，不吐唾液，服完后多次用温水涮杯、漱口，再一并喝下，以确保全剂量药物服下。

（3）放射防护：指导服药口杯投入指定的放射防护垃圾桶内。

【口服 ^{131}I 后宣教】

（1）饮食指导：指导患者口服 ^{131}I 后 30 分钟内不能吐

唾液,要往回咽。2小时后方可进食和服用其他药物,并咀嚼酸性食物或含服维生素C,以促进唾液分泌。适量多喝水2 000~3 000ml/d,多排尿,以加速放射性代谢物的排出。

(2)恶心/呕吐护理指导:指导患者服药后应尽量避免咳嗽、咳痰,预防呕吐。如出现恶心、呕吐,指导患者立即使用护士提供的红色放射垃圾储存袋接好呕吐物,呕吐完毕将呕吐物袋封好,放入放射防护垃圾桶内。

(3)指导患者留观至少2小时:期间若出现不适,要告知医护人员。

【居家与复诊宣教】

(1)饮食指导:1个月内低碘饮食。指导患者进高蛋白、高热量、高维生素饮食,多吃新鲜蔬菜与水果。保证足量饮水,禁用兴奋性饮料及烟酒。

(2)休息与运动指导:指导患者服药后要注意休息,因口服^{131}I后几天内可出现一过性甲亢症状加重,故1周内避免剧烈运动和精神波动。一般1~2周后可逐渐缓解,嘱患者不必紧张。平时避免过度劳累,保持情绪稳定。加强营养,保证充足睡眠,预防感染。

(3)指导患者勿按压甲状腺局部:指导患者服药后2周内忌按压、按摩颈部甲状腺部位,以免加重局部肿胀。

(4)突眼护理:患者注意保持眼部卫生,外出时佩戴深色墨镜,经常用仿泪液眼药水湿润眼部,睡前涂用保护性眼膏。双眼不能完全闭合者睡前可用0.9%氯化钠溶液浸润纱布遮盖眼部,休息时抬高头部。

(5)卫生防护:1周内患者如厕后冲水2次,防止外溅,便后应用卫生纸擦干生殖器,并将卫生纸冲入下水道中。唾液、痰液及呕吐物也要排到马桶内,并及时冲洗干净。使用专用牙具、餐具。

(6)周围环境与公共防护:独立房间睡眠,避免与他人近距离、长时间接触。与他人保持1m以上的距离。避免与妊娠妇女和儿童接触。避免到人员密集场所,注意个人卫生,注意保暖,预防感染。

(7)生育安全指导:告知患者育龄女性半年内不可妊

娠,男性半年内避孕,哺乳期要停止哺乳。

(8)遵医嘱按时复查。一般口服 ^{131}I 后 3 个月、半年、1 年复查,以后每 2 年复查 1 次。同时,嘱患者如出现大汗、发热、严重呕吐和 / 或腹泻、烦躁不安、心率快,立即到附近正规医院就诊。

37　^{131}I 甲状腺癌治疗护理宣教

【入院前准备宣教】

(1)停用含碘药物与食物:对预约安排入院治疗的患者,责任护士 3 周前短信提醒患者停用含碘药物和禁食含碘食物,并停服左甲状腺素片。暂停进行影像 CT 增强使用碘对比剂扫描检查。

(2)休息指导:嘱患者注意休息,避免剧烈运动与情绪激动。适当多饮水,加强营养,保证充足睡眠,预防感染。

(3)入院准备指导:入院前 3 天电话确认患者是否能如期入院,保持情绪稳定,并嘱携带好必备物品。

【入院时宣教】

(1)环境介绍:责任护士热情接待患者,向患者介绍住院环境及出入院路线。熟悉所住具有防护设施的单间及服药后的活动区域。嘱洗浴、洗漱期间注意地上积水,避免跌倒,并注意用电安全。

(2)心理辅导:向患者讲解 ^{131}I 治疗的必要性、效果及注意事项。解释为了减少对他人不必要的辐射,治疗期间禁止陪护。说明治疗期间医护人员会随时通过对话与视频关注患者情况,如患者有特殊要求,可随时电话与医护人员沟通联系,以消除患者对放射性治疗及住单间的紧张、恐惧心理。

(3)指导患者知晓测量生命体征的重要性:指导患者学会测量体温、脉搏、呼吸、血压和脖围,了解其重要性,并指导患者作好记录。

(4)辅助检查的指导:向患者介绍检查项目的名称、检查目的及检查的配合工作,交代检查前、后的注意事项。

(5)发放宣传资料:向患者与家属发放有关 ^{131}I 治疗甲状腺癌知识的宣传资料,让患者及家属了解整个治疗过程,提高服药治疗的依从性与配合度,做好防护工作。

【口服 ^{131}I 前宣教】

(1)指导空腹服药:指导患者服药前禁食 4~6 小时,可适当饮水。准备矿泉水和酸性食物或水果。

(2)用药指导:讲解 ^{131}I 服用治疗疾病的重要性,指导服药操作步骤与注意事项。为消除患者对服药的恐惧心理,防止服药时药液外溅,服药前责任护士现场情景演示,直至患者理解与掌握。

(3)询问患者是否能正常吞咽,并指导做好服药准备。

【口服 ^{131}I 中宣教】

(1)防止药物外溅:讲解药物全剂量服用才能达到治疗效果的重要性。患者在服药室内服药,指导小心取药,拿稳服药口杯,防止药物外溅。

(2)指导服药的有效性:指导服药时做到一过性吞服,尽量减少药物在口腔内的存留时间。服完后多次用温水涮杯、漱口,再一并喝下,以确保全剂量药物服下。

(3)放射防护:指导服药口杯投入指定的放射防护垃圾桶内。

【口服 ^{131}I 后宣教】

(1)饮食宣教:嘱患者服用 ^{131}I 后 2 小时内不要饮水,以利于 ^{131}I 的充分吸收,2 小时后方可进食固体食物及服用其他药物,适量多喝水 2 000~3 000ml/d。在服药后患者应尽量避免咳嗽、咳痰,预防呕吐,以防 ^{131}I 碘流失。服碘后 1 小时含服维生素 C 片 1 片,每隔 3~4 小时含服 1片,2 次维生素 C 之间可含服山楂等酸性食物以促进唾液分泌。

(2)休息宣教:服用 ^{131}I 后 3 天内尽量留在病房内休息,不能随便进出房间,要避免与其他人接触,建议看电视、看书、听音乐等,保持心情愉快,有利于疾病康复。

(3)卫生防护:患者刷牙、漱口水时应吐到水池内;男性患者小便时应取坐式,避免尿液飞溅;便后应用卫生纸擦干生殖器,并将卫生纸冲入下水道中。

(4)忌按压颈部甲状腺部位:服药后 2 周内忌按压、按摩颈部甲状腺部位,以免加重局部肿胀。

【隔离期间宣教】

(1)病情观察宣教:告知患者服药治疗期间医护人员会实时通过视频监控患者病情变化,随时进行电话沟通联系,让其安心配合治疗。

(2)指导身体不适时的处理宣教:指导患者如出现腹胀、畏食、恶心、便秘等胃肠不适,应及时电话告知值班医护人员,遵医嘱给予处置。若出现咽喉部肿痛、声音嘶哑、吞咽困难、唾液腺区域肿胀等症状,指导患者多做咀嚼运动,含服酸性食物或维生素 C,以促进唾液腺分泌,减少唾液腺损伤。如患者出现呼吸困难等喉头水肿症状,立即通知医师,遵医嘱给予对症处置。

(3)饮食宣教:患者住院期间仍需低碘饮食,告知医院食堂使用无碘食盐集中为患者配送三餐。嘱患者多饮水 2 000~3 000ml/d,以加快机体代谢,及时排空膀胱,以减少泌尿系统辐射损伤。多进食蔬菜、水果等粗纤维食物,并适当活动,以促进排便。

(4)服药指导:提醒患者按时服用甲状腺制剂及其他辅助用药。

【出院宣教】

(1)服药指导:指导遵出院医嘱坚持正确服用甲状腺激素,勿擅自停药或增减剂量。

(2)饮食指导:服用 ^{131}I 后需禁食高碘食物 1 个月,以免影响药物的吸收和利用。常见高碘食物有海鲜、海鱼、海带、紫菜、贝类等海产品。

(3)休息与运动指导:指导患者出院后注意休息,避免劳累,预防感冒;合理搭配饮食;调整心态,保持乐观;适当运动,增强体质。

(4)卫生防护:使用专用餐具,用后彻底清洗;多饮水,如厕后冲水 2 次,并将卫生纸冲入厕所下水道中;尽可能每天淋浴,使用专用牙具、毛巾。住院期间所用物品(除牙刷、牙膏外)如未被唾液、尿、便等排泄物污染,出院后可以正常使用。贴身衣物单独存放 3 个月自然衰变后,也可正常清洗、穿着。

(5)周围环境与公共防护:指导出院后 1 周内尽量避

免乘坐公共交通工具,如必须搭乘,时间应小于 2 小时;与亲属或陪同者共同出行时间应小于 6 小时;尽量与他人保持 1m 以上距离;避免去人员密集场所。出院后 1 个月内请勿与妊娠妇女及儿童长时间、近距离接触。

(6)生育安全指导:向患者说明 ^{131}I 治疗后,为保证生育安全,女性须避孕 1 年,男性须避孕半年,哺乳期患者停止哺乳。

(7)复查与随访指导:指导患者遵医嘱按时复查,并告知医护人员会定期对患者进行随访,请患者配合。

38 ^{90}Sr-^{90}Y 血管瘤治疗护理宣教

【操作前宣教】

(1)心理护理:告知患者或家属病情、治疗的目的和风险、可能出现的不良反应或并发症,了解操作的流程和注意事项,以解除顾虑和紧张。

(2)告知治疗药物的疗效和特性。

(3)做好患处皮肤的清洁、干燥,保持完整性。

(4)签署知情同意书。

【操作中宣教】

(1)关注患者的感受,做好安慰与解释工作。

(2)患者需了解取合适体位的要求及保持正确体位的重要性。

(3)治疗中如有皮肤炎症反应(如瘙痒、烧灼、胀痛、色素加深、鳞屑脱落、皮肤干燥、裂纹或水疱等),需停止治疗或及时处理。

(4)治疗中保持屏蔽物及敷贴器无移位。

【操作后宣教】

(1)治疗期间保持病变处皮肤清洁、干燥,避免热水烫洗、挠抓,着柔软衣服,床单整洁无褶皱,以免病变处磨损破溃。

(2)治疗的疗程中,如患者高热,需暂停敷贴治疗,并通知医师。

(3)禁止在治疗部位洗澡、搓澡,对已照射的皮肤减少摩擦。同时嘱患者保持局部卫生,防止感染,必要时抗感染治疗。

(4)注意婴幼儿切勿抓伤病变处,保持皮肤完整。

(5)需加强营养,提高机体抵抗力,忌食油腻、辛辣煎炸食品。

(6)保持良好的心态。

39 ^{125}I 粒子治疗护理宣教

【操作前宣教】

(1)心理护理:告知患者或家属病情、治疗的目的、风险及疗效的评估、可能出现的不良反应或并发症,了解操作的流程和注意事项,以解除顾虑和紧张。

(2)告知放射性粒子源的种类及特点,以及完善术前准备和检查的重要性。

(3)做好个人卫生。

(4)签署知情同意书。

【操作中宣教】

(1)关注患者的感受,做好安慰与解释工作。

(2)告知并协助取合适体位的要求及保持正确体位的重要性。

(3)治疗中如有不适,及时告知医师。

【操作后宣教】

(1)术后密切观察有无疼痛、出血、高热、气胸、粒子移位等不适,并通知医师。

(2)保持穿刺处的皮肤清洁、干燥,防止感染。

(3)注意保暖,防止意外,加强营养,提高机体抵抗力,忌食油腻、辛辣煎炸食品。

(4)做好防辐射护理,观察有无粒子脱落,并做好回收工作(嘱患者如有粒子由体内掉落,用镊子将粒子夹取到玻璃小瓶或铝制小瓶,盖紧瓶盖,立即送回医院)。

(5)保持良好的心态,遵医嘱配合各项治疗和护理,定期随访。

附 录

附录 A　放射性药物过敏反应应急预案

放射性药物不良反应是指注射了一般能耐受且未超过一般用量的放射性药物后出现异乎寻常的生理反应。放射性药物的不良反应与放射性本身无关，而与普通药物一样，是机体对药物中化学物质（包括细菌内毒素）的反应。

不良反应多数呈变态反应性质，血管迷走神经反应也不少，少数为热原反应。症状包括：皮肤潮红、发痒、荨麻疹、肢体水肿、呼吸困难、胸部和喉头发紧等。少数表现为寒战、发热、血压下降或上升、冷汗、虚弱、眩晕、腹痛、关节痛、恶心、呕吐和局部瘀斑。症状可在用药后即刻或几分钟内发生，但大多数在 10 分钟至数小时内发生，也有少数在用药 10~48 小时后发生。

一、常见放射性药品不良反应及禁忌

1. **注射用甲氧异腈(MIBI)**　本品无明显不良反应。给药后有一过性异腈臭味，伴口苦，偶有面部潮红，均自行消退。

2. **注射用亚锡聚合白蛋白(MAA)**　本品可能出现过敏反应，对有明显过敏史者或过敏体质者禁用。严重肺动脉高压及肺血管床极度受损者、肺功能衰竭者禁用。对有右向左分流的患者慎用。

3. **锝[^{99}Tc]亚甲基二膦酸盐(云克)**　过敏体质（特异质），血压过低，严重肝、肾功能不良者禁用。

4. **氯化锶[^{89}Sr]注射液**　规格为 150MBq(4mCi)/4ml(瓶)；锶 24~50mg/4ml(瓶)。由于其化学性质与钙相似，故其注射要求可与氯化钙一致（静脉注射每分钟不超过 13.6mg 钙），即注射时间为 1.8~3.7 分钟。

绝大多数不良反应经过对症处置后，即可缓解或消除。

二、放射性药物过敏反应应急预案

1. 过敏反应发生时,要保持镇静,停止给药,立即通知上级医师,使患者平卧,严密观察患者生命体征及病情变化,遵医嘱予以对症处理。

2. 如患者出现荨麻疹、肢体水肿等症状,遵医嘱可使用抗过敏药。

3. 如患者出现胸闷、心悸、呼吸困难、休克等症状,立即给予患者平卧,吸氧,保持患者呼吸道通畅,连接监护仪,建立静脉通路,同时迅速通知急诊科,并上报护士长及科主任。

4. 如出现意识丧失、心搏呼吸骤停,立即进行心肺复苏术,立即通知急诊等相关科室急救。

5. 保留患者所注射的药物安瓿、注射器等,填写过敏反应报告单,及时向科护士长、护理部、医务部、药剂科报告。

附录 B 放射性药物过敏反应抢救预案

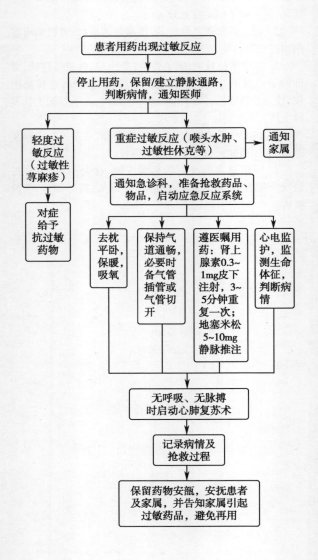

附录 C　放射性废物处理程序

在核医学工作中,会产生许多放射性废物,按其物态分为固体放射性废物、液体放射性废物和气载放射性废物,简称"放射性三废"。放射性废物要根据废物的性状、体积、所含放射性核素的种类、半衰期、比活度情况相应处理,不使放射性物质对环境造成危害。

一、固体放射性废物

固体放射性废物包括带放射性核素的试纸、敷料、碎玻璃、废注射器、安瓿、实验动物尸体及其排泄物等,放置于专用的放射性废物储存箱内。放射性废物储存箱内应放置专用塑料袋直接接纳废物,内装注射器及碎玻璃等的废物袋应附加外套,装满后的废物袋及时转运至贮存室。

放射性废物储存箱应有外防护层和电离辐射标记,贮存室应符合放射卫生防护要求,且具有自然通风条件或安装通风设备,出入口处设电离辐射标志。放射性废物储存箱放置点应避开工作人员作业和经常走动的区域,存放时在放射性废物储存箱显著位置标上废物类型、核素种类、比活度范围和存放日期等。

1. 长半衰期固体放射性废物　应定期集中送交区域废物库最终处置,主要用焚烧法或埋存法处置。同时污染有病原体的固体废物,必须先消毒、灭菌,然后按固体放射性废物处理。

焚烧法是将可燃烧的放射性废物充分燃烧,必须在具备焚烧放射性废物条件的焚化炉中进行,产生的放射性气体量小者直接排入大气,量大者用冷凝法或吸附剂捕集,周围有足够隔离区,烟囱应足够高,并有滤过装置,以防污染环境。

埋存法是将不可燃的放射性固体废物及可燃性废物燃烧后的残渣埋在地下,地点应选择没有居民活动的地方。此外，还应注意不靠近水源、不易受风雨侵袭而致扩散。

2. 短半衰期固体放射性废物　主要用放置衰变法处理，一般把半衰期 <15 天的归入短半衰期放射性核素，放置 10 个半衰期，放射性比活度降低到 7.4×10^4 Bq/kg 以下后，即可作为非放射性废物处理。近距离放射性粒子治疗中放射性废物主要为固体废物，即废弃的放射性粒子源，可采用放置衰变法处理。

二、液体放射性废物

液体放射性废物包括含放射性核素的残液、患者的排泄物、用药后的呕吐物及清洗器械的洗涤液、污染物的洗涤水等。长半衰期液体放射性废物应先用沉淀凝集、离子交换等方法进行有效减容、固化，之后按固体放射性废物收集处置。放射性废水处理主要有稀释法、放置法及浓集法。

1. 稀释法　将量不多且浓度不高的放射性废液用大量水稀释，再排入本单位下水道。

2. 放置法　适用于短半衰期核素。

3. 浓集法　采用沉淀、蒸馏或离子交换等措施，将大部分本身不具放射性的溶剂与其中所含的放射性物质分开，使溶剂可以排入下水道，浓集的放射性物质再做其他处理。

对注射或服用放射性药物患者应有专用厕所，对其排泄物实施统一收集和管理，储存 10 个半衰期后排入下水道系统。池内沉渣如难于排出，可进行酸化，促进排入下水道系统。吸附 ^{131}I 患者的排泄物处理，必须同时加入 NaOH 或 10% K_2I 溶液，然后密闭存放待处理。无废水池的单位，应将废液注入容器存放 10 个半衰期，排入下水道系统。

三、气载放射性废物

气载放射性废物包括放射性碘蒸气、放射性气溶胶，经高效过滤后,排入大气,滤膜定期更换,并作为固体放射性废物处理。呼出的 ^{133}Xe 应有特殊的吸收器收集,放置衰变。

四、其他放射性废物

其他放射性工作场所控制区和监督区都应备有放射性废物容器,容器上应有放射标志。放射性废物应按长半衰期和短半衰期分别收集,并给予适当屏蔽。液体和固体放射性废物应及时从工作场所移去,固体废物如浸染的针头、注射器和破碎的玻璃皿等,应贮于不泄漏、较牢固并有合适屏蔽的容器内。Ⅰ级工作场所和有放射性药物治疗任务的单位应设有污水池,存放放射性污水,直至符合排放要求时方可排放,废原液和高污染放射性废液应专门收集与存放。

附录 D　放射性污染应急预案

发生工作场所放射性核素污染事故时，事故单位应当：

1. 立即撤离有关工作人员，封锁现场；切断一切可能扩大污染范围的环节，迅速开展检测。

2. 对可能受放射性核素污染或者放射损伤的人员，立即采取暂时隔离和应急救援措施，在上级监督、监测等管理部门的指导下，在采取有效个人安全防护措施的情况下，组织人员彻底清除污染，并根据需要实施其他医学救治及处理措施。

3. 迅速确定放射性核素的种类、活度、污染范围和污染程度。

4. 开放性核素污染时可穿戴防护用品，用吸水性较强的棉花、纱布等从外周环绕向内吸附，吸干为止；用含清洁液的抹布由外向内擦，污染物品要集中存放于专用放射性废物库，工作人员要监测自身有无污染，经洗浴后方可离开现场；污染区如还有较高放射性，须封闭现场，直到有关防护人员检测合格后方可解除警戒。

附录 E　治疗用放射源管理

核医学科放射源共分两类，用于治疗的 ^{90}Sr-^{90}Y 源和用于 PET 校准的 ^{68}Ge 刻度源。非核医学专业技术人员未经培训，不得从事放射源的使用工作。

放射源应保存于密闭的铅容器内，存放在指定的保险柜内，设有防盗监控系统，采取双人双锁制保管。

参与治疗的医师或技术人员应详细填写受照射患者的治疗记录（包括病因、治疗面积、剂量、时间、照射次数等），从管理人员取出放射源并执行相应的登记手续，方可为患者进行治疗。

PET 刻度源使用应有两位技术人员或设备工程师在场，严格按照使用流程校正或质量控制设备。

当日使用完后，使用人员应填写交接记录（PET 要填写质控报告），将放射源交于专人负责保管。

管理人员应每日巡查放射源储存情况，如发生被盗或丢失，及时通报单位保卫处（电话）并协助寻找和事故调查。

附录F 放射性药物使用管理

在基层,获得单光子药物基本方式仍然是通过购进具备资质厂家的发生器,对发生器进行淋洗、标记而成。使用非密封源需遵守《操作非密封源辐射防护规定(GB 11930—2010)》与《电离辐射防护与辐射源安全基本标准(GB 18871—2002)》。无论厂家提供或是科室制备,均需规范进行放射性药物管理及辐射防护。

使用放射性药物的科室应建立安全与防护制度,培植和保持工作人员良好的安全文化素养,形成工作人员自觉遵守规章制度、掌握辐射安全基本原则要求和放射性药物管理基本原则的职业工作作风。

一、进行放射性操作的辐射防护要求

1. 在选用非密封源时,原则上在满足使用的前提下,尽可能考虑预定活度较小的发生器。根据所操作的放射性药物的量和特性,选择符合安全与防护要求的条件,尽可能在通风柜、工作箱和手套箱内进行。尽可能用密闭型操作代替非密闭型操作。

2. 操作人员应充分做好操作前准备工作,穿好铅围裙,戴铅眼镜、口罩、帽子及胶皮手套等。

3. 有可能造成污染的操作,应在铺有吸水纸或者易去除污染的不锈钢工作台面或搪瓷缸内进行。尽可能提高操作人员技术熟练程度以缩短操作时间,增加操作距离。

4. 操作中使用的容器,必要时应在外面加一个足以盛放所有放射性药液洒落的不易破裂的套盘。

5. 伴有强外照射的放射性药物,尽可能缩短操作时间,利用合适屏蔽或长柄镊子夹取盛装放射性药液的容器。

6. 操作高温、高压易燃易爆等物质时,应有防止超压超热保护措施,并根据相关国家规定执行(需要煮沸的药物尽量选择具有定时功能的加热设备)。

7. 任何情况下,不允许裸手取放放射性药物。

8. 放射性废物的管理应遵循《电离辐射防护与辐射源安全基本标准(GB 18871—2002)》《放射性废物管理规定(GB 14500—2002)》的相关规定处理。应从源头减少放射性废物的产生,即分类收储废物尽可能减容,尽力实现放射性垃圾最小化,做好放射性废物的产生、处理记录并留档。

二、非密封源的管理原则

1. 发生器(可移动源)取回直接放置在具备双人双锁、监控和报警设施齐全的高活性室内,防火、防盗、防损坏,保障安全;非密封源存放应避免与其他易燃易爆及危险品混放。定期检查账物相符。

2. 建立非密封源账册登记制度,设专人管理,登记保管、领用、注销和定期检查制度。

3. ^{90}Sr-^{90}Y 敷贴器每年年底交班时应进行一次衰减校正。

4. 制定废源转出制度,对于使用完毕的废源,做好移出库房记录并存档。

5. 有关正电子药物的生产、使用及管理根据科室情况(具备回旋加速器和购买药物)进行。

三、放射性核素的使用管理原则

1. 国家规定,订购与使用放射性核素实行许可证制度。应根据工作实际需要,在规定允许使用量范围内,制订年度订购计划。

2. 新到的放射源应认真核对核素厂家、名称、生产日期、比放射性、总活度,取接人等做好核素使用台账登记,按照要求进行储存。

3. 放射性核素到货后,应及时通知患者,有序安排检查和治疗，以减少衰变和浪费。

4. 从事放射性核素的工作人员应有高度工作责任感，显像和治疗给药应严格执行两人核对制度，仔细核对患者姓名，核对放射性药物品种，认真计算用药剂量、放射性比活度及体积。

5. 放射性核素、配套药盒及放射免疫分析试剂盒科室应设专人领取和保管，到货后迅速取回，及时登记存档，加锁妥善保存，防止丢失或变性。

6. 工作人员应严格遵照无菌操作规程进行标记开瓶、分装、稀释放射性药物。

7. 放射性药物日制备、使用情况记录在标准文件中，记录要详细、正确、真实，并作永久性保存。

8. 保持高活室卫生清洁，每月监测1次空气细菌培养并留存；根据《操作非密封源辐射防护规定（GB 11930—2010)》规定，放射性乙类场所每2周进行1次环境污染监测并记录留存；在进行放射性操作后，常规监测台面、操作者手臂和工作场所放射性污染情况。

9. 2周保质期后，发生器根据制度及时转移到废源库。

四、放射性污染的紧急处理

从事放射性工作人员应严格防止污染发生，如因工作不慎或其他意外原因造成放射性核素污染时，应遵守以下原则。

1. **现场去污**　如污染地面或台面，应先用吸水纸吸干，再用清水仔细清洗。如仍有较高放射性，应标志污染范围，以防扩散。同时以屏蔽覆盖，标明放射性核素名称、污染日期，以等待衰变。

2. **体表去污**　身体表面污染时，应迅速用流水冲洗，勿使污染面扩大。

3. **器具去污**　用清水和洗衣粉交替刷洗，或用超声波洗涤器去污。

4. **污染严重**　应及时封闭污染现场并上报科主任，

必要时上报有关部门,并详细记录事故发生的经过和处理情况。

五、^{32}P 敷贴器的特殊防护要求

1. ^{32}P 敷贴器的制作单位必须持有省级政府卫生行政部门颁发的从事放射性同位素工作的许可证,制作者必须是放射工作专业人员。

2. ^{32}P 敷贴器的制作单位必须配备活度计及 β 污染检查仪,并具有制作 ^{32}P 敷贴器的专用工具。

3. ^{32}P 敷贴器的制作间,其墙壁、地面及工作台面应铺设易去除污染的铺料。

4. ^{32}P 敷贴器制作时应在通风橱内操作,制作者应戴乳胶手套。

5. ^{32}P 敷贴器制作过程中应根据病变形状准确计算剂量,力求源面剂量均匀分布;并用三层优质塑料薄膜与胶布套封,以保证其密封性。敷贴器应经检测表面无放射性污染后,方能使用。

6. 实施治疗时,必须由医护人员操作,在不接触患者皮肤的一面用 3mm 厚的橡皮覆盖屏蔽。

7. 自制的 ^{32}P 敷贴器,应对其数量、活度、使用情况等进行登记,^{32}P 敷贴器在使用后由医护人员清点,交还制作单位回收处理,并做记录。

附录 G　常用名词中英文对照

bone scan	骨显像
cerebral blood flow perfusion imaging	脑血流灌注显像
dynamic renal imaging	肾动态显像
ectopic gastric mucosa imaging	异位胃黏膜显像
hepatobiliary imaging	肝胆显像
myocardial perfusion imaging	心肌灌注显像
parathyroid imaging	甲状旁腺显像
positron imaging	正电子显像
pulmonary perfusion imaging	肺灌注显像
pulmonary ventilation imaging	肺通气显像
radionuclide therapy	放射性核素治疗
receptor imaging	受体显像
salivary gland scintigraphy	唾液腺动态显像
scrotum imaging	阴囊显像
thyroid static imaging	甲状腺静态显像

附录 H　放射性药物半衰期表

核素名称	核素符号	半衰期
碳 -11	^{11}C	20.38 分钟
氮 -13	^{13}N	9.97 分钟
氧 -15	^{15}O	2.04 分钟
氟 -18	^{18}F	109.8 分钟
铜 -64	^{64}Cu	12.7 小时
镓 -68	^{68}Ga	1.13 小时
锝 -99m	^{99m}Tc	6.02 小时
铟 -113m	^{113m}In	1.66 小时
碘 -123	^{123}I	13.05 小时
铼 -188	^{188}Re	17.0 小时
磷 -32	^{32}P	14.3 天
铬 -51	^{51}Cr	27.7 天
铁 -59	^{59}Fe	44.5 天
镓 -67	^{67}Ga	3.26 天
锶 -89	^{89}Sr	50.5 天
铟 -111	^{111}In	2.8 天
碘 -125	^{125}I	60.1 天
碘 -131	^{131}I	8.04 天
钐 -153	^{153}Sm	1.93 天
镥 -177	^{177}Lu	6.71 天
铊 -201	^{201}Tl	3.04 天
镭 -223	^{223}Ra	11.4 天

附录Ⅰ 放射性药物给药活度建议

放射性药物	建议给药活度 / [(MBq·kg⁻¹)/ (mCi·kg⁻¹)]	最低给药活度 / (MBq/ mCi)	最高给药活度 / (MBq/ mCi)
^{123}I-MIBG	5.2/0.14	37/1.0	370/10
^{99m}Tc-MDP	9.3/0.25	37/1.0	
^{18}F-FDG 全身显像	3.7~5.2/0.1~ 0.14	37/1.0	
^{18}F-FDG 脑部显像	3.7/0.1		
^{99m}Tc-DMSA	1.85/0·05	18.5/0.5	
^{99m}Tc-MAG3	5.55/0.15	37/1.0	
^{99m}Tc-IDA	1.85/0·05	18.5/0.5	
^{99m}Tc-MAA 肺通气	2.59/0·07	14.8/0.4	
^{99m}Tc-MAA 无肺通气	1.11/0.03		
^{99m}TcO$_4^-$(梅克憩室显像)	1.85/0·05	9.25/0.25	
^{99m}TcO$_4^-$(膀胱造影)	无		37/1.0
^{99m}Tc-硫胶体(口服液体胃排空)		9.25/0.25	37/1.0
^{99m}Tc-硫胶体(口服固体胃排空)		9.25/0.25	18.5/0.5
^{18}F-NaF	2.22/0.06	18.5/0.5	

附录 J　放射性药物儿科剂量表

单位：mCi（MBq）

项目	最大剂量	最小剂量	按千克体重剂量
^{99m}Tc-MDP	20（740）	2（74）	0.2（7.4）
肾静态 ^{99m}Tc-DMSA	3.0（111）	0.3（11.1）	0.05（1.85）
肾动态 ^{99m}Tc-DTPA	5（185）	0.5（18.5）	0.1（3.7）
甲状腺 ^{99m}Tc	10（370）	0.5（18.5）	0.1（3.7）
Meckel 憩室 ^{99m}Tc	10（370）	0.2（7.4）	0.1（3.7）
肝胆动态 ^{99m}Tc-EHIDA	3.0（111）	0.25（9.25）	0.05（1.85）
GER ^{99m}Tc-DTPA（奶）	1.0（37）	0.2（7.4）	0.015（0.55）
心肌 ^{99m}Tc-MIBI	10（370）	2（74）	0.15（5.55）
甲状旁腺 ^{99m}Tc-MIBI	10（370）	2（74）	0.15（5.55）
肝脏 ^{99m}Tc-PHY	3.0（111）	0.1（3.7）	0.05（1.85）
脑 ^{99m}Tc-ECD	20（740）	1.0（37）	0.25（9.25）

注：体重超过 70kg 者按 70kg 给药。

附录 K　^{131}I 衰变表

时间 /d	剩余活度
0.2	98.3%
0.4	96.6%
0.6	95.0%
1.0	91.8%
1.6	87.2%
2.3	81.2%
3.1	76.7%
4.0	71.0%
5.0	65.2%
6.1	59.3%
7.3	53.4%
8.1	50.0%

主要参考文献

［1］李亚明. 核医学教程 [M]. 3 版. 北京: 科学出版社, 2014.

［2］黄钢. 核医学与分子影像临床操作规范 [M]. 北京: 人民卫生出版社, 2014.

［3］王辉. 核医学 [M]. 2 版. 北京: 人民卫生出版社, 2014.

［4］陈跃, 杨吉刚, 邵付强, 等. 儿科核医学诊疗技术操作规范和临床应用指南 [J]. 中国医学影像技术, 2017, 33 (10): 1591-1595.